COMPTE RENDU

DE

LA CLINIQUE DE M. RULLIER.

T

COMPTE RENDU

DE

LA CLINIQUE

DE M. RULLIER,

MÉDECIN DE L'HÔPITAL DE LA CHARITÉ, PROFESSEUR AGRÉGÉ DE LA FACULTÉ DE PARIS;

PAR P.-E. RUFZ, CHIRURGIEN INTERNE.

A PARIS,

CHEZ GERMER-BAILLIÈRE, LIBRAIRE,

RUE DE L'ÉCOLE-DE-MÉDECINE, N° 13 (*bis*).

1832.

Vous avez eu dans vos salles 830 malades, desquels 680 observations ont été recueillies; les 150 autres n'offraient que des indispositions légères, fatigues ou courbatures, qui n'entraînent qu'un court séjour à l'hôpital, ou bien ils y venaient chercher un asile contre la misère. Dans ce temps de détresse sociale, nous devons dire que le nombre de ces derniers n'a pas été plus considérable cette année que les précédentes.

Pour établir un lien d'exposition entre des faits si dissemblables que le bureau central nous envoie au hasard et sans choix, j'ai songé à les appliquer à la solution d'une des questions dominantes de notre siècle médical, et je me suis proposé le problème suivant : *Un certain nombre de maladies étant données sans choix, déterminer le nombre de celles dont il a été possible, dans l'état actuel de la science, de déterminer la nature ou le siége des lésions.*

Toutes mes recherches m'ont confirmé cette vérité triviale, qu'il n'en n'est pas de la médecine pratiquée au lit des malades, comme de la médecine écrite dans les livres. Ces espèces simples que nous lisons dans les livres, sous le nom de pleurésie, pneumonie, et que *Galien* désignait par l'épithète d'exquises, *exquisita pleurisis*, *exquisitum eryzipelas*, se rencontrent rarement dans les cliniques. Toute maladie est un problème plus ou moins compliqué. Le nosographe établit des divisions claires et précises, afin de fondre et de formuler la science; mais au lit des malades il faut faire de la médecine d'après nature, c'est-à-dire, que le métier de l'observateur est de copier, de dessiner ce qu'il voit. Et l'ordre est bien difficile à suivre, quand il faut tenir compte de tout, et ne pas se débarrasser d'aucun détail embarrassant. Pour me conduire en ce dédale, et atteindre le but, je me suis bien trouvé d'adopter la classification suivante, que je puis appeler une classification provisoire :

1° Affections qu'il n'est possible, dans l'état actuel de la science, de dénommer que par le trouble des fonctions, c'est-à-dire, par les symptômes;

2° Affections qui peuvent être dénommées par leur nature ou par leur siége.

Je prévois bien qu'au simple énoncé de ce problème il peut m'être objecté que la solution en paraîtra plus ou moins bonne, suivant le degré de confiance que paraîtra mériter l'observateur; car tout ceci dépend du diagnostic, qui est, de nos jours, la qualité principale, la vraie pierre de touche du bon médecin. J'avoue que je n'ai point de titre à faire valoir. Je me tiens donc pour obligé de rapporter les raisons qui m'ont engagé à mettre une série d'affections dans telle classe plutôt que dans telle autre. Les lecteurs en seront juges, et, s'il le faut, je m'appuierai, Monsieur, de votre témoignage. Votre publique et longue pratique, des ouvrages répandus, plusieurs années consacrées à l'enseignement, parlent assez hautement en votre faveur.

Des affections qu'il n'est possible de dénommer que par les symptômes.

L'idée fondamentale de la médecine organique ou localisatrice est de tous les temps. Du jour qu'il a existé un médecin vraiment digne de ce nom, il est impossible qu'il n'ait pas songé à rattacher à la lésion de quelques organes les dérangemens des fonctions qu'il observait. Quelques hommes d'esprit et de génie ont pu développer plus tard cette idée, la répandre, la rectifier; mais s'en donner pour l'inventeur est vraiment d'une hardiesse et d'un orgueil irréfléchis; au lieu de marcher avec l'observation, qui révèle ou éclaircit chaque jour le vrai siége des maladies, l'imagination, séduite par l'honneur de fonder un système, a voulu devancer, et faire en un jour ce qui ne peut être que le résultat du travail de plusieurs siècles. On s'est donc fait fort de localiser toutes les affections qui s'offraient à soi, et l'on a bâti des nosographies que ne confirme pas toujours l'observation clinique. Cette erreur de notre siècle est plus grave que celle de nos devanciers; car, en ne décrivant que les symptômes, ils n'avançaient que des vérités incomplètes; en spécifiant la nature d'une maladie sans preuve évidente, nous commettons des méprises réelles, qui peuvent donner le change à l'esprit, et lui inspirer de fausses sécurités.

Nous considérerons dans l'état actuel de la science, comme devant être rangée dans cette première série, toute affection dont la nature est rarement démontrée par la mort, et par conséquent toujours conjecturable; qui, même après la mort, est contestée lorsqu'il y a plus de trois médecins réunis. Pour ces affections, nous pensons qu'il faut s'en tenir, jusqu'à plus amples informés, aux dénominations symptomatiques, ne négligeant pas de rapporter les faits qui nous ont semblé favorables à l'opinion contraire; car, il faut le répéter, nous marchons vers le même but, mais avec moins de précipitation.

La plupart des affections que nous avons jugées ne pouvoir être dénommées que par les symptômes, sont rapportées, par les *localisateurs*, à des lésions du tube digestif. C'est aussi par là que nous commencerons.

Ier GROUPE.

Symptômes gastriques.

Langue blanchâtre, limoneuse, rouge au pourtour, quelquefois avec tendance à se sécher; soif, anorexie, dégoût, quelquefois nausées ou vomissemens; épigastre sensible sous la pression.

C'est cet ensemble de symptômes que les pathologistes anciens appelaient *embarras gastrique*. J'évite de me servir de ce mot, parce qu'il éveille une idée dont il ne nous est pas possible de vérifier l'exactitude dans l'état actuel de la science.

Cet appareil de symptômes s'est offert, simple et sans autres complications, dans trente cas. Les malades ont été cependant traités par des méthodes différentes, dont voici les résultats :

Dix-huit par l'expectation, c'est-à-dire, les tisanes adoucissantes, le repos et la diète, sont restés 129 jours ; moyenne 7 jours cinq dix-huitièmes pour chaque.

Trois par les émissions sanguines locales, 27 jours ; moyenne 9 pour chaque. Les sangsues, dans ces cas, étaient indiquées par l'état animé de la langue, ou la sensibilité de l'épigastre sous la pression.

Quatre par une infusion de un gros et demi à deux gros pour trois verres d'eau, d'ipécacuanha concassé, et soumis à la digestion pendant douze heures. Durée du séjour, 34 jours ; moyenne 8 jours et demi pour chaque.

L'ipécacuanha n'a été administré que le deuxième ou le troisième jour, lorsque les symptômes gastriques persistaient, il déterminait des vomissemens, parfois des selles, et toujours avec un prompt soulagement.

C'était surtout l'état limoneux de la langue, l'amertume de la bouche, la fétidité de l'haleine et la diffluence de la peau ou la mollesse du pouls, qui servaient d'indication à M. *Rullier* pour l'administration de l'ipécacuanha.

Quatre par les *purgatifs* sont restés 36 jours; moyenne 9 jours.

Les *purgatifs* n'ont été administrés qu'après trois ou quatre jours passés à l'hôpital, sans soulagement par l'expectation. Un des malades rendit des vers à la suite de l'administration de son purgatif.

Les purgatifs employés furent l'eau de Sedlitz factice de 8 gros, 2 onces de sulfate de soude, ou bien la formule suivante :

Huile de ricin.	1 once.
Sirop de fleurs de pêches.	1 once.
Sirop de nerprun.	2 gros.
Infusion de chicorée sauvage. . .	6 onces.

Nous n'avons observé aucun mauvais effet ni de l'ipécacuanha ni des purgatifs.

Méthode combinée. Dans deux cas, à cause de la rougeur de la langue, en même temps que l'ipécacuanha M. *Rullier* prescrivit une application de quinze sangsues à l'épigastre; cette médication a également bien réussi.

IIe GROUPE.

Symptômes gastriques avec état fébrile.

Dans quinze cas, les symptômes gastriques se compliquèrent d'un léger état fébrile, c'est-à-dire, d'une légère fréquence du pouls, qui ne dépassait jamais 100 pulsations, et qui d'ordinaire se maintint entre 84 et 88, et d'un peu de chaleur. Cet état fébrile cédait après deux ou trois jours au plus.

Dans dix cas, les malades soumis à l'expectation sont restés 85 jours; moyenne 8 jours et demi.

Trois ont été traités par les émissions sanguines; durée du séjour, 39 jours; moyenne 13 jours.

Un malade, malgré l'état fébrile, prit de l'ipécacuanha; un autre un purgatif, et tous les deux n'en guérirent pas moins aussi rapidement.

Plusieurs de ces cas, offrant les symptômes gastriques avec l'état fébrile, auraient pu être rattachés aux formes de la fièvre inflammatoire ou de la fièvre bilieuse, suivant que l'état fébrile ou les symptômes gastriques dominaient.

A ces deux groupes de symptômes, *état fébrile* et *symptômes gastriques*, se joignaient quelques accidens cérébraux, la céphalalgie, la pesanteur de tête, les tintemens d'oreilles, surtout un malaise, une lassitude générale; ces accidens étaient plus prononcés dans les cas où dominait l'état fébrile.

Dans cinq cas, il se joignit quelques symptômes de catarrhe pulmonaire.

Or, est-il possible de voir, dans cet appareil, un état inflammatoire ou saburral de la muqueuse stomacale? D'abord, aucun examen cadavérique n'a confirmé l'une ou l'autre de ces opinions, *de visu*.

Ensuite, dans un grand nombre d'autres cas, cet appareil symptomatique s'est offert comme accompagnement de symptômes plus caractéristiques, et qui méritaient de donner leur nom à la maladie. Ainsi,

Dans deux cas, au diagnostic des symptômes gastriques avec état fébrile, succéda celui de la variole;

Dans un cas, une auscultation plus exacte nous fit découvrir un râle crépitant très-marqué;

Enfin, dans deux cas de rhumatisme, et dans deux cas de pneumonie, suivis de mort, ayant observé pendant la vie ces symptômes gastriques, nous ne trouvâmes, après la mort, ni enduit ni rougeur de la muqueuse gastrique qui pût expliquer ces symptômes.

De tous ces faits, nous serions tentés de conclure que les symptômes gastriques sont les lieux communs d'une infinité d'affections différentes, et n'expriment aucune lésion organique *constante et appréciable.*

IIIe GROUPE.

Symptômes gastriques avec diarrhée, sans état fébrile.

Voici un autre groupe de symptômes remarquables: ce sont les mêmes que précédemment, auxquels se joignent une diarrhée ordinairement peu opiniâtre, et des douleurs dans les régions cœcale, ombilicale ou iliaque gauche. Suivant que la douleur dominait dans l'une ou l'autre de ces régions, M. *Rullier* diasgnostiquait une *cœcite*, une *entérite* ou une *colite*, et lorsque la douleur n'existait pas, il s'arrêtait au terme vague de *fièvre catarrhale*, n'apportant pas, comme on le prévoit, une grande rigueur dans ces sortes de diagnostics.

Onze de ces malades, soumis à l'expectation, ont été guéris en 84 jours; moyenne 7 jours sept onzièmes.

Huit, traités par les émissions sanguines locales, répétées une ou deux fois à l'anus ou sur les régions cæcale ou iliaque gauche, sont restés 85 jours; moyenne 8 jours un cinquième.

Deux, traités par l'infusion d'ipécacuanha, ont guéri en 7 jours chaque.

Chez deux malades, la diarrhée n'ayant pas cédé à deux applications de sangsues à l'anus, M. *Rullier* eut recours aux pilules suivantes, dénommées par abréviation *antidiarrhéiques* :

Ipécacuanha. . . . . . 1 grain.
Opim muq. . . . . . . 1 grain. = 6 pilules.

Dans tous les cas de diarrhée, avec les boissons émollientes on prescrivait l'usage des lavemens d'amidon et de pavot avec dix ou douze gouttes de laudanum.

La décoction de Sydenham ne fut prescrite que dans les cas où la diarrhée se prolongeait.

Dans deux cas, les symptômes gastriques persistant après la suppression de la diarrhée, on eut recours aux purgatifs, sans que la diarrhée se reproduisît.

IVe GROUPE.

Symptômes gastriques avec diarrhée et état fébrile.

Quatre malades, offrant avec la diarrhée un état fébrile assez développé, ont été soumis à l'expectation, et sont restés 135 jours; moyenne 33 jours trois quarts.

La longueur de ce séjour est expliquée moins par l'état fébrile que par la marche chronique qu'affecta la diarrhée. Dans deux cas, on fut obligé d'en venir à l'usage des pilules anti-diarrhéiques, et, dans un cas, on employa le kino à la dose de douze grains dans un julep.

L'expectation fut motivée par la constitution débile du malade. Chez l'un d'eux, la diarrhée se compliqua d'anasarque.

Quatre malades ont été saignés du bras par la lancette; ces saignées étaient indiquées par le développement du pouls.

Ces malades sont restés 66 jours; moyenne 16 jours et demi chaque.

Chez trois, outre les saignées, on fit usage de sangsues.

Chez cinq, des applications de sangsues, deux ou trois fois réitérées, ont eu lieu à l'anus et aux régions iliaques gauche et droite, par 15, 20 ou 30.

Ils sont restés 45 jours; moyenne 8 jours.

Les émissions sanguines locales étaient motivées par l'abondance de la diarrhée, la douleur du ventre où l'état de la langue.

Dans aucun cas, cette diarrhée ne fut très-considérable; les douleurs du ventre étaient rarement spontanées et sous forme de coliques; elles étaient plutôt éveillées par la pression.

Nous n'avons vu qu'un seul cas avec ténesmes et selles sanguinolentes simuler la dysenterie décrite dans les auteurs, encore fut-il de courte durée, et sans aucune gravité.

L'état fébrile ne fut jamais très-considérable; rarement le pouls dépassait 100 pulsations, et la chaleur n'était pas très-intense.

Un grand nombre de ces affections auraient figuré jadis dans les cadres de la fièvre inflammatoire, bilieuse ou muqueuse. Les quatre premières, traitées par l'expectation, furent considérées par M. *Rullier* comme des *gastro-entérites chroniques*, et la plupart des autres, comme des entérites ou des gastro-entérites aiguës. Certes, la douleur d'un organe et le dérangement de ses fonctions, sont de puissantes raisons pour faire croire à quelque altération de ces organes; mais ici, comme précédemment, la preuve matérielle, la preuve visuelle, nous manque encore; aucune nécroscopie n'a confirmé nos conjectures (1).

Au contraire, dans les cas de rhumatisme et de pneumonie, suivis de mort, et dans lesquels la diarrhée se déclara quelque temps avant cette issue funeste, nous n'avons jamais trouvé de la rougeur ni aucune autre altération bien convaincante (2).

Si quelquefois la cause du mal peut en éclairer la nature, nous devons ajouter ici, que, dans un grand nombre de cas, nous avons vu ces symptômes gastriques, ces diarrhées avec ou sans fièvre, succéder à des erreurs de régime. Dans trois cas, c'étaient de véritables empoisonnemens; un malade avait avalé, par mégarde, de l'huile essentielle de térébenthine; un autre avait mâché des *copeaux* provenant du bois d'une caisse ayant contenu du cuivre. Dans ces trois cas, la diarrhée, pour ainsi dire de *cause externe*, fut sans fièvre et sans symp-

---

(1) Je le répète, j'ai presque l'envie d'admettre ces cas comme des gastro-entérites; mais la démonstration n'est pas évidente. Je sens que je vais paraître *bien timide*, encore ceux qui s'exprimeront ainsi, seront-ils des modérés.

(2) Il y a à peine un mois que je suis interne à l'hôpital des Enfans malades; je n'ai fait encore que six autopsies de petites scrophuleuses, et je suis vraiment étonné de ne trouver presque point de rougeur ni aucune autre altération chez des sujets qui n'avaient présenté, pendant la vie, que de longues et abondantes diarrhées. En serait-il ici de l'intestin, comme de la peau après des sueurs abondantes?

tômes gastriques; mais, dans un grand nombre d'autres, la diarrhée et les symptômes gastriques succédaient à des fatigues, des chagrins, un refroidissement, causes qui, chez d'autres individus, auraient déterminé d'autres affections. Dans l'état actuel de la science, rechercher la raison de ces différences dans la différence des constitutions, est chose illusoire. L'influence des saisons est peut-être plus appréciable; car le nombre de ces affections a été plus considérable pendant l'été et l'automne que pendant l'hiver et le printemps.

En résumé, toutes ces recherches confirment pour moi la justesse de ces paroles de M. *Louis* :

« La gastrite (1), sur laquelle repose en grande par-« tie la nouvelle doctrine médicale, est une des affec-« tions les moins connues, celle dont le diagnostic est « le plus obscur, et relativement à laquelle on a publié « le moins de travaux positifs ; je ne puis d'ailleurs mieux « faire comprendre le doute où je suis relativement au « diagnostic de la gastrite, qu'en disant que sur le point « de faire l'analyse de deux longues séries d'observa-« tions, intitulées les unes gastrites aigues, les autres « embarras gastriques, j'y ai renoncé, du moins pour « le moment, dans la crainte de confondre (2) fréquem-« ment ces deux cas, n'ayant d'ailleurs aucune opinion « arrêtée sur la valeur du groupe de symptômes dési-« gnés par le mot embarras gastriques. »

Ve GROUPE.

État fébrile sans diarrhée ni symptômes gastriques.

Ce cas s'est offert dix fois à nous, sans qu'il nous ait été possible de découvrir aucun symptôme local. Les

(1) Et, à mon avis, il pourrait ajouter la gastro-entérite.

(2) En nous en tenant aux dénominations symptomatiques, nous évitons cette confusion.

malades étaient interrogés, auscultés, pressés, examinés avec soin. Quelques-uns accusaient de la céphalalgie, du malaise, de la pesanteur de tête; mais ces symptômes ne dominaient pas assez pour faire soupçonner quelque lésion cérébrale; l'épigastre était indolent; mais le pouls développé, la face rouge, la chaleur et la moiteur de la peau, attiraient l'attention. Or, est-il possible, je ne dis pas de désigner la nature, mais même de localiser des cas pareils? C'étaient des types de la fièvre inflammatoire.

Un de ces malades a été saigné.

Deux ont eu des sangsues à l'anus.

Les autres ont été soumis à l'expectation.

Les uns et les autres sont restés 48 jours; moyenne 11 jours deux cinquièmes.

VIe GROUPE.

Mêmes symptômes que précédemment, avec complication d'aménorrhée.

Tous les médecins ont souvent observé les accidens qui succèdent à un trouble quelconque de la menstruation, et ceux qui sont de bonne foi avoueront qu'il n'est pas possible d'en spécifier la nature, et même de leur assigner un siége certain. Ces symptômes se partagent alors en trois groupes; les uns forment le groupe des symptômes gastriques, douleur épigastrique, anorexie, etc.

Les autres appartiennent à l'état fébrile.

Le troisième groupe peut être rapporté à la région utérine. L'hypogastre et les lombes sont le siége d'une pesanteur désagréable; l'hypogastre, les aînes et les lombes sont sensibles sous la pression (1).

(1) On dira que c'est une congestion de l'utérus avec souffrance sympathique de l'estomac; mais cette explication en est-elle une?

Mais aucune fois la mort n'a permis de constater quelque lésion. Le col de l'utérus, examiné par le toucher et par l'inspection du speculum, a toujours été trouvé sans tuméfaction et sans rougeur, seulement la cavité du vagin était quelquefois d'une température plus élevée.

Il est rare que cet état donne lieu à des flueurs blanches.

Tantôt il est observé, chez une jeune fille, aux approches de la première menstruation, lorsqu'elle est un peu tardive; tantôt il paraît n'être que le prodrome exagéré d'une menstruation ordinaire, ou bien la menstruation régulièrement commencée a été interrompue par l'impression du froid, d'une frayeur, ou sans aucune cause appréciable.

Cet état s'est présenté dix-huit fois à nous.

Dans cinq, sans accident fébrile.

Dans deux, seulement avec diarrhée.

Dans tous, il s'y joignait des accidens cérébraux : céphalalgie, irritabilité extrême, rougeur du visage, yeux brillans. Chez un grand nombre, nous observâmes quelques-uns de ces symptômes qualifiés d'hystériques.

Dans plusieurs cas, cet appareil symptomatique s'est dissipé du jour au lendemain, avec la libre apparition des règles, après qu'une ou deux applications de sangsues avaient été pratiquées.

Dans un cas, les règles reparues se prolongèrent sous forme de petites pertes.

Quatre cas soumis à l'expectation sont restés 32 jours; moyenne 8 jours.

Huit ayant eu des sangsues à la vulve, à l'hypogastre, ou même à l'épigastre, sont restés 84 jours; moyenne dix jours et demi. Ces saignées locales ont eu lieu par applications décroissantes et successives de 15, 8 et 6 sangsues.

Douze ont été saignées du bras ou du pied; séjour

218 jours, d'où moyenne 18 jours un sixième. De ces douze saignées, cinq offraient une couenne épaisse.

Aux moyens précédens, M. *Rullier* s'est bien trouvé de joindre les sinapismes aux membres inférieurs, et les fumigations directes vers la vulve, avec une décoction de cerfeuil et d'armoise (1).

Pouvons-nous faire de cet ensemble de symptômes une *gastrite* ou une *métrite*? N'aurions-nous pas trouvé plus exactement, dans la plupart des cas, des types de la fièvre inflammatoire des anciens auteurs (2), et, dans l'état actuel de la science, l'hypothèse d'un changement dans l'état électrique ou calorifique du sang, ne serait-elle pas une meilleure explication de ces phénomènes, que toutes les localisations imaginables ?

VIIe GROUPE.

Mêmes symptômes que précédemment, coïncidant avec l'âge critique.

Ce sont encore les symptômes gastriques joints à l'état fébrile, qui, cette fois, est caractérisé par un pouls plus développé que fréquent, par des chaleurs subites, locales, entremêlées de frissonnemens et de fortes palpitations du cœur.

Cet état se rapproche beaucoup de l'état d'aménorrhée, mais il se prolonge davantage, et il n'est pas plus possible de soupçonner telle lésion plutôt que telle autre.

---

(1) Ces accidens ne sont pas les seuls dont il nous faut chercher l'explication dans l'aménorrhée, sans possibilité de spécifier leur nature. Ce sont les résultats de l'aménorrhée récente, et pour ainsi dire *aiguë*. Nous aurons à établir un autre groupe dont l'aménorrhée prolongée, c'est-à-dire chronique, peut seule nous rendre compte.

(2) Nous avons d'ailleurs des cas de métrite survenus à la suite d'un coït trop répété, faciles à constater à l'œil et au toucher, et qui n'offraient aucunement cet aspect; ces cas servent de contre-épreuves.

Huit cas semblables sont restés 136 jours; moyenne 17 jours.

Deux ont été saignées avec avantage.

Les autres, soumises à l'expectation, sont sorties soulagées, mais non guéries.

VIIIe GROUPE.

Mêmes symptômes que précédemment, coïncidant avec la grossesse.

Rien n'est plus commun que de voir, dans le cours de la grossesse, se développer les symptômes de la fièvre inflammatoire, et même de la fièvre bilieuse, ou plutôt cet appareil symptomatique est identiquement le même que celui que nous observons dans le cas d'aménorrhée récente. Où donc est alors l'organe affecté?

Six femmes nous ont présenté cet état, et sont restées à l'hôpital 57 jours; moyenne 9 jours et demi; elles ont été toutes saignées avec avantage marqué, une ou deux fois. Chez deux, cet état s'est prolongé passé 15 jours.

IXe GROUPE.

Symptômes gastriques, état fébrile, stupeur, accidens cérébraux; fièvre thyphoïde grave, dothinentérite, gastro-entérite, entérite folliculeuse, etc.

Quelle que soit la variété des dénominations qu'emploient aujourd'hui les pathologistes pour désigner cette affection, tous néanmoins conviennent que, dans la grande majorité des cas, on trouve dans le canal intestinal des altérations notables; et cette circonstance paraîtrait devoir nous détourner de la ranger parmi les maladies qu'il n'est possible de dénommer que par leurs symptômes. Mais beaucoup déclarent que les altérations trouvées après la mort ne suffisent pas pour rendre compte des accidens observés pendant la vie, et ils professent qu'il existe dans cette affection *quelque chose de plus que ce que nous voyons.*

D'un autre côté, les anciens, et M. *Pinel* surtout, ayant enseigné que la fièvre bilieuse et la fièvre inflammatoire n'étaient mortelles qu'en passant à l'état de fièvre adynamique ou ataxique, comme c'est surtout dans ces dernières qu'on trouve les lésions du tube digestif, les partisans de la *gastro-entérite* ont profité de cet aveu. Ils ont considéré l'état adynamique comme le dernier degré des états précédens, et de tout cet ensemble ils ont constitué la gastro-entérite; et c'est pourquoi encore il nous faut placer l'histoire des fièvres typhoïdes à la suite des groupes précédens.

Sur vingt-six malades notés par nous comme atteints d'affections typhoïdes, deux seulement présentaient, durant les trois ou quatre premiers jours, la forme des fièvres bilieuses ou inflammatoires. Tous les autres avaient, dès le début, un caractère particulier; la stupeur jointe à une prostration plus ou moins marquée. Cette différence dans l'expression symptomatique suffit-elle pour en faire admettre une dans la nature de ces affections? ou bien la rareté de la dégénérescence des fièvres inflammatoires et bilieuses en ataxiques et adynamiques, ne serait-elle pas un bienfait de la thérapeutique actuelle?

Ces vingt-six cas d'affections typhoïdes sont ainsi notés:

Six morts.

Six dont le pronostic fut très-grave.

Cinq dont le pronostic fut moins grave, mais qui inspirèrent encore des inquiétudes.

Deux sans gravité.

Trois convalescens lors de notre entrée dans le service.

Quatre dont le début ou la marche ont laissé quelques doutes sur la nature du mal.

Après les travaux de MM. *Louis*, *Andral*, *Dance*, *Bretonneau*, *Scouttetten* et quelques autres, il ne nous reste aucun espoir d'ajouter quelque détail nouveau à l'histoire des affections typhoïdes. La description des symptômes et des lésions anatomiques en sont des parties achevées. Mais les annales de la médecine ne sont-elles donc destinées qu'à conserver des faits rares? ceux d'une occurrence journalière doivent-ils être négligés et perdus? Le mérite du pathologiste ne dépendra-t-il désormais que du bonheur de quelque *trouvaille* anatomique?

Je crois qu'un des plus grands obstacles aux progrès de notre art, est la divergence des travaux. Les uns creusent à droite, les autres à gauche; de là naît un conflit de démentis et de contradictions superficielles, ennemis de toute espèce de certitude. Mais si quelques médecins, faisant chacun le sacrifice de leur individualité, voulaient s'astreindre à travailler dans un même sens, suivant une même formule; s'ils voulaient suivre une même ornière, et pousser jusqu'au bout, je ne doute pas, qu'après un certain nombre d'années, nous n'eussions des résultats dignes de crédit. Sous ce rapport, la méthode numérique me paraît devoir rendre de grands services à la science, et, bien qu'elle ne soit qu'*une méthode*, elle peut avoir toute l'influence d'un système; et, seule dans l'état actuel des esprits, elle pourrait faire école.

Plein de ces idées, je me suis mis à l'œuvre; j'ai rédigé mes vingt-six affections typhoïdes suivant la formule de M. *Louis*; ensuite, comme lui, j'ai essayé de les analyser, classer, énumérer, espérant que des unités, sans cesse ajoutées à des unités, finiront par offrir une addition imposante.

Causes des affections typhoïdes. Mes vingt-six observations étaient toutes, sur ce point, confirmatives de celles de M. *Louis*. Les malades étaient des adultes ; leur constitution était généralement robuste, de celles qui paraissent devoir opposer le plus de résistance à l'action de causes débilitantes.

Parmi les professions, nous n'avons trouvé aucune réputée malsaine, c'est-à-dire, qui expose l'homme à des émanations putrides ; c'étaient, au contraire, des maçons, des menuisiers, des porteurs d'eau ; tous exerçant de ces professions mécaniques que l'hygiène philosophique recommande comme salutaires à la santé du corps.

Ils n'étaient à Paris que depuis un an ou quelques mois ; mais, si nous connaissions bien le mouvement de la population parisienne, peut-être que l'importance que M. *Louis* donne à l'habitation récente dans cette ville frapperait moins l'attention. Est-il beaucoup de ces ouvriers dont nous parlons qui restent dans Paris au-delà d'un an ou de quelques mois ? Les maçons n'y sont-ils pas de vrais *oiseaux de passage* ?

On ne peut plus admettre, comme cause de la maladie, la mauvaise nourriture, cause admise autrefois sur des idées hypothétiques. Il est prouvé que le pain dont l'ouvrier se nourrit à Paris, est plus abondant et meilleur que dans la province. Quant à la viande, la surveillance plus exacte de la police nous assure qu'elle est plus saine, et M. *Moreau de Jonnès*, dans un rapport présenté à l'Institut, a estimé que chaque homme, à Paris, en consommait un tiers de plus que dans les villes les plus populeuses de la province.

L'influence des excès vénériens n'a pas été plus constatée. Ayant fait, dans la salle des hommes, le relevé de tous ceux qui avaient été affectés de maladies vénériennes, j'ai trouvé que la proportion était de quatre sur cinq. Or, parmi les malades atteints d'affections typhoïdes, sur vingt, quatre seulement avaient été affectés ; or, nous pensons qu'on peut regarder les hommes qui s'exposent à contracter la vérole, comme étant de ceux qui font des excès vénériens.

Quant aux chagrins, aux excès de travail, nous ne savons pas jusqu'à quel point ces causes sont appréciables; mais les hommes de peine, qui, dans les hôpitaux de Paris, sont ordinairement atteints d'affections typhoïdes, nous ont toujours paru les moins impressionnables des hommes.

SYMPTÔMES.

Diarrhée.

N'a manqué que dans deux cas, dont un fut suivi de mort après 42 jours de maladie. On ne trouva pas moins de petites ulcérations et quelques plaques développées dans le cœcum et l'intestin grêle. La marche de la maladie avait été latente; les symptômes cérébraux ne se déclarèrent que dans les derniers temps de la vie; mais il y eut toujours une sensibilité très-vive du ventre, qui, dans les premiers jours, éveilla l'idée d'une péritonite.

Le second cas est rangé dans les affections douteuses. Ce fut même un des motifs de notre doute. La pression de l'abdomen déterminait de vives douleurs.

Dix-sept des malades eurent la diarrhée avant leur entrée à l'hôpital, c'est-à-dire, du premier au huitième ou dixième jour; les autres l'eurent : un après le sixième jour de l'entrée à l'hôpital;

Un après le douzième;

Un après le treizième.

Par rapport à son intensité, ce symptôme variait : considérable chez les uns, léger chez les autres, nous n'avons pas observé que, suivant les différences, la maladie présentât quelque nuance particulière.

Il n'a pas été possible de constater la nature des matières fécales excrétées.

Sur les six cas de mort, il se trouve que chez deux la diarrhée s'est manifestée quelque temps après le début; et chez un la diarrhée a manqué complètement.

Dans seize cas de guérison, au contraire, la diarrhée existait toujours dès le début; de sorte qu'au premier abord, la manifestation tardive de la diarrhée paraît être un signe défavorable plutôt que favorable.

Nous n'avons pu apprécier les rapports de la diarrhée avec les autres symptômes, ni l'influence qu'ils exercent les uns sur les autres; ainsi, nous ignorons si l'apparition, la diminution ou l'augmentation de la diarrhée modifient le pouls; si elle exerce quelque action sur les symptômes cérébraux. Lorsqu'on réfléchit jusqu'à quel degré peut être portée cette minutieuse observation, on ne désespère pas de voir un jour tous ces rapports saisis et appréciés. Quelle perspective !

Rapports de la diarrhée avec les lésions anatomiques.

Nous avons vu que, dans un cas, la diarrhée n'eut pas lieu, bien que nous ayons trouvé, après la mort, des ulcérations de l'intestin grêle et du cœcum.

Dans deux cas, la diarrhée correspondait à des ulcérations de l'intestin grêle.

Dans un cas, aux glandules de Peyer, très-développées, grosses comme des grains de millet, mais non ulcérées.

Dans un cas, bien que la diarrhée eût été très-considérable pendant la vie, l'intestin fut trouvé parfaitement sain; c'est le cas rangé parmi les affections typhoïdes simulées.

Après des résultats si différens, nous pouvons conclure que la diarrhée n'est pas toujours l'expression d'un même état de l'intestin (1).

Douleurs abdominales.

Nous les avons observées dans les proportions suivantes :

A l'épigastre, onze fois.

A la région iliaque droite, neuf.

Gauche, trois.

Générales, cinq.

D'ordinaire, nous éveillions ces douleurs par une légère pression, rarement elles étaient assez incommodes pour que le malade s'en plaignît spontanément.

Elles existaient au début de la maladie, et rarement se faisaient sentir au-delà du septième ou huitième jour. Une seule fois nous les vîmes persister chez un malade dont la convalescence tirait en longueur, et qui eut, pendant assez long-temps, un dévoiement opiniâtre.

Cependant la coïncidence de la diarrhée et des douleurs n'était point constante.

C'est ainsi que dans deux cas où nous avons vu la diarrhée survenir tardivement, les douleurs avaient précédé de quelques jours.

Et dans un cas où il y a eu absence de diarrhée, la douleur abdominale fut très-vive, très-opiniâtre, portée au point de faire soupçonner une péritonite.

Dans les six cas de mort, l'abdomen est noté six fois douloureux.

Dans trois cas, nous trouvâmes des ulcérations de l'intestin.

Dans un cas, les plaques de Peyer étaient seulement développées.

---

(1) L'histoire de la diarrhée, et en général de tous les symptômes, par la méthode numérique, donnerait une séméiotique intéressante.

Dans un cas, l'intestin fut trouvé parfaitement sain.

Donc la douleur abdominale ne traduit pas au dehors l'état anatomique de l'intestin.

Joint à la diarrhée, ce symptôme est-il d'une plus grande valeur pour le diagnostic de l'état de l'intestin? Je ne le pense point; car ces deux derniers cas, celui où les glandes de Peyer étaient seulement plus développées que de coutume, et celui où l'intestin fut trouvé sain, présentèrent en même temps des douleurs et du dévoiement, tandis que, dans deux des cas où l'on trouva des ulcérations, les douleurs avaient précédé le dévoiement. Cette conclusion est contraire à celle de M. *Louis*, qui prétend que ces douleurs indiquent l'état de l'intestin.

Quant à la douleur épigastrique, sur onze fois qu'elle fut trouvée, il y eut deux morts, avec ramollissement du grand cul-de-sac de l'estomac.

Mais cette altération se trouve chez deux autres sujets dont l'épigastre n'a pas été noté douloureux.

Météorisme.

Le météorisme a été observé quatorze fois. Dans quatre cas, dont deux suivis de mort, il était fort considérable.

Il se manifesta quelquefois dès le début, plus souvent vers le milieu de la maladie, du 7e au 14e jour à peu près, et cinquante-cinq fois quelques jours seulement avant la mort.

Quelquefois, après s'être dissipé, le météorisme a reparu.

Nous ne pouvons tirer aucune induction du rapprochement du météorisme avec l'état de l'intestin; car il existait alors qu'il y avait des ulcérations, et lorsqu'il n'existait que des plaques, et que l'intestin était sain;

dans ce dernier cas surtout il était très-considérable (1).

Il n'a pas été possible de saisir la relation du météorisme avec les autres symptômes; nous n'avons pas observé, comme il est écrit dans quelques livres, qu'il se fût manifesté surtout lorsque se déclaraient les symptômes cérébraux.

Vomissemens.

Six malades seuls ont eu des vomissemens; deux au début, et quatre dans le courant de la maladie. Chez deux, dont une affection douteuse, les vomissemens persistèrent avec opiniâtreté pendant quelques jours.

Aucun des six malades qui ont succombé n'eut de vomissement.

Et chez quatre nous avons trouvé un ramollissement de la muqueuse stomacale dans le grand cul-de-sac.

Nausées et anorexie.

Presque tous nos malades, un excepté, accusèrent des nausées et de l'anorexie; ces symptômes étaient surtout proportionnés avec l'état de malaise.

Quant à l'appétit du malade, cet état peut être apprécié au début de la maladie; mais plus tard, lorsqu'il y y a un déploiement de symptômes assez graves, il est inutile de s'en informer; l'époque de son retour est un des meilleurs symptômes de la convalescence.

Chez trois des malades qui avaient été le plus longuement et le plus gravement affectés, une fois que l'appétit commença à revenir, il fut violent, presque insatiable. Il semble que les organes, affamés par l'amaigrissement, soient pressés de réparer leur perte. C'est

(1) Voyez l'observation d'affection *typhoïde simulée*, citée à la fin de cet article.

dans ces cas surtout qu'il faut prendre garde de céder trop tôt aux désirs des malades, et qu'il faut les faire surveiller, crainte de quelque imprudence. Je me souviendrai toujours qu'en 1829, suivant un malade affecté d'une fièvre typhoïde à l'Hôtel-Dieu, et déjà en convalescence presque parfaite, je le trouvai un jour prostré, abattu, et, pour cause de cette rechute, je trouvai sous son matelas un pâté de jambon à demi-mangé.

Nous n'avons eu dans nos salles aucun malheur pareil à regretter.

La confrontation avec l'état de l'estomac après la mort, de ces quatre derniers symptômes, douleur épigastrique, nausée, vomissemens, anorexie, désignés par M. *Louis* sous le nom de symptômes gastriques, ne donne aucun résultat. Nous avions à opérer sur un trop petit nombre de faits; suivant M. *Louis*, chacun pris isolément ne donne qu'un diagnostic infidèle de l'état de l'estomac; mais, lorsqu'ils sont réunis, on peut être sûr que cet organe est malade.

Etat de la langue.

Dans aucun cas nous ne l'avons observée à l'état naturel.

Elle est notée au début, c'est-à-dire, à l'entrée, rouge humide, cinq fois.

Rouge sèche, ou disposée à se sécher, six fois.

Rouge à la pointe, blanchâtre ou limoneuse au centre, huit fois.

Rouge, visqueuse, deux fois.

Rouge, rôtie, deux fois.

Dans huit cas, nous la vîmes, de rouge humide devenir rouge sèche, ou augmenter de sécheresse. L'époque à laquelle survenait ce changement fut très-variable. Nous l'avons observé quelquefois dès le lendemain de l'entrée des malades, quelquefois cinq ou six jours après. Généralement il indiquait que le mal augmentait, au lieu de diminuer.

Ces changemens n'étaient jamais de longue durée; aujourd'hui sèche, demain humide, après-demain elle redevenait sèche, restait un ou deux jours dans le même état, pour s'humidifier ensuite, même au plus fort de la maladie; nous devons dire que l'état de sécheresse pendant l'intensité des symptômes, était l'état le plus fréquent. Quelquefois, dans deux cas surtout, ces variations semblaient intermittentes, c'est-à-dire, que la langue ne se desséchait que de 2 jours en 2 jours (1).

Dans un cas, à partir du milieu de la maladie jusque vers la fin, la langue se couvrit d'une couche pultacée blanchâtre; au-dessous, sa coloration était rouge-betterave, comme chez les sujets affectés de fièvre scarlatine; c'était chez un homme faible, dont la maladie eut une marche lente, et fut suivie de mort.

Nous avons fait de vains efforts pour rattacher l'état de la langue et ses variations aux variations de quelque autre appareil symptômatique; ainsi nous n'avons pu établir aucun rapport entre l'état de la langue et celui de la diarrhée, des symptômes gastriques, cérébraux, respiratoires, ou même fébriles. Cependant, de tous ces symptômes, l'état fébrile est celui qui nous a semblé, comme à M. *Louis*, influer le plus sur la rougeur de la langue.

Dans les six cas de mort, le rapprochement de l'état de la langue avec l'état de la muqueuse stomacale, nous a donné les résultats suivans :

---

(1) L'état de la langue n'est pas le seul symptôme que nous ait offert cette disposition au type intermittent; la diarrhée nous l'a présenté trois fois, et l'ensemble de la maladie nous l'a offert trois fois, c'est-à-dire, que les paroxysmes étaient tierces.

Pendant la vie.	*Après la mort.*
1er Langue rouge, humide, sèche au 2e jour, variable ensuite.	1er Muqueuse stomacale amincie et ramollie dans le grand cul-de-sac.
2e Sèche et rouge au début, sèche pendant toute la durée de la maladie.	2e Injectée de l'urètre pylorique.
3e Sèche, rôtie, brûlée pendant toute la durée.	3e Muqueuse saine dans toute l'étendue.
4e Rouge au pourtour, blanchâtre au centre; fausse membrane vers la fin.	4e Muqueuse ramollie dans le grand cul-de-sac.
5e Rouge au pourtour, sèche et rouge au milieu, variable ensuite.	5e Ramollissement commençant du grand cul-de-sac.
6e Sèche, rouge, humide d'abord, naturelle vers la fin; elle a succombé aux ravages d'une eschare.	6e Ramollissement du grand cul-de-sac, ecchymoses ailleurs. Estomac sain.

Que pourrait-on conclure de ces quatre faits de ramollissement coïncidant avec la rougeur de la langue, lorsque, dans le même tableau, nous en voyons un chez lequel la langue était rôtie, brûlée, et dont l'estomac fut trouvé sain?

Soif.

Une soif plus ou moins vive a été accusée par tous les malades; au début elle était en rapport avec la rougeur et la sécheresse de la langue; mais, plus tard, chez plusieurs malades, bien que la langue restât sèche et rouge, dans six cas nous avons vu la soif s'apaiser. Non-seulement les malades ne demandaient plus à boire, mais, interrogés s'ils avaient soif, ils répondaient négativement.

Bouche et arrière-bouche.

Les dents ont été sèches et vernissées six fois.

Fuligineuses, quatre fois, dont trois suivis de mort.

Trois fois nous avons observé des aphtes sur la muqueuse buccale, et aucun des malades n'a accusé de maux de gorge ni de gêne dans la déglutition ; bien que leur attention sur ce point fût dirigée par moi.

SYMPTÔMES CÉRÉBRAUX.

Facies.

Tous les malades, à leur entrée, présentaient de la stupeur ; et c'est même cet état de stupeur, joint à quelque autre symptôme abdominal (diarrhée, météorisme, douleur de la région iliaque) ou thoracique (râle sibilant), qui nous a servi à motiver notre diagnostic. J'agissais ainsi à l'exemple de M. *Chomel*, par qui j'ai vu donner la plus grande importance à cette stupeur.

Cet état de stupeur était manifesté par la fixité et un certain hébêtement des regards, la lenteur des mouvemens et des réponses, aucune spontanéité dans les idées, le décubitus dorsal et un malaise général. Les malades, interrogés sur la partie souffrante, répondent : *partout*.

Dans les cas peu graves, cette stupeur s'est dissipée dès le 2e jour après les premières médications.

Dans les autres elle s'est prolongée davantage, et c'est même cette prolongation qui augmentait la gravité du pronostic.

Dans les six cas de mort, la stupeur a persisté jusqu'à la fin, non pas d'une manière continue, mais avec quelques alternatives journalières. Dans les derniers momens, cette stupeur était extrême, elle se confondait avec la somnolence. Dans deux cas, il y eut un coma continuel. Le malade, toujours couché sur un même point, se laissait mouvoir sans aucune résistance, gardait la position qu'on lui donnait ; ses yeux étaient mi-clos, hagards ; il ne répondait aux questions et aux autres excitations, que par des grognemens. Si on lui faisait tirer la langue, il l'oubliait entre ses dents.

Cette stupeur, dans le début, était presque toujours

accompagnée de la coloration malvacée de la face (1); cette coloration se prolongeait long-temps, et donnait à la face une expression d'éréthisme assez caractéristique. Dans les terminaisons favorables, lorsque disparaît cette stupeur, il y a une véritable détente dans les traits du visage; le malade paraît amaigri; sa bouche commence à sourire, et ce sourire de la convalescence, par lequel, comme disait un poëte, le malade salue et récompense son médecin, est du plus heureux pronostic.

Céphalalgie.

Dix malades accusèrent de la céphalalgie presque toujours après nos questions. Parmi eux, nous n'en comptons que deux gravement atteints; ce que nous attribuons, contrairement à l'une des conclusions de M. *Louis*, à une perception incomplète. L'intensité du mal sur d'autres points obscurcit la douleur du cerveau; c'est l'axiome hyppocratique.

Cette céphalalgie ne durait pas au-delà du premier septenaire. Dans un cas seulement, nous la vîmes se manifester vers le sixième jour; elle fut toujours de nature gravative.

Insomnie, rêvasserie et délire.

Tous les malades furent tourmentés d'une insomnie réelle, bien que quelques-uns présentassent les apparences du sommeil, yeux fermés, silence, immobilité, etc.; mais ce n'était que de la stupeur ou de la somnolence, état de fatigue, et non de repos. Le retour du sommeil

(1) M. le professeur *Récamier* donne à cette coloration malvacée du visage (*dans les fièvres biosiques, ataxiques ou adynamiques*, comme il les appelle) une grande attention; il s'en sert pour mesurer les forces vitales : suivant que la coloration effacée par la pression du doigt revient plus ou moins vite, il conclut que le malade offre beaucoup ou peu de résistance vitale; c'est ce qu'il appelle tâter le *pouls capillaire*.

véritable signalait la convalescence, et se fit plus ou moins attendre, suivant la gravité de la maladie.

Dans huit cas, nous avons vu cette insomnie se prolonger très-long-temps après la disparition des autres symptômes.

Quinze malades ont eu, au début, des rêvasseries presque continuelles; c'est le complément de l'insomnie. Cet état est au délire ce que la stupeur est à la somnolence.

Dans cinq cas suivis de mort, et dans quatre cas graves suivis de guérison, les rêvasseries furent remplacées par le délire. Ce délire se manifesta du huitième au douzième jour chez huit malades, et le trentième chez celui dont la maladie suivit une marche lente. Dans aucun cas, il ne paraît s'être déclaré dès le début.

Il commençait surtout avec le paroxysme du soir, durait la nuit, et quelquefois existait à la visite du matin. Chez cinq malades, on fut obligé de recourir au gilet de force. Chez les autres, il se manifestait par des cris ou par une loquacité continuelle et incohérente.

Dans quatre cas, le délire persista pendant dix à douze jours, mais avec des alternatives de repos ou de somnolence.

Maintenant, existait-il quelque rapport entre le délire et l'état du cerveau, ou celui de quelque autre organe? Voici les faits :

Méninges injectées, et sinus cérébraux remplis de sang, quatre fois.

Infiltration séreuse du tissu cellulaire sous-arachnoïdien, une fois chez le sujet dont la marche de la maladie fut lente.

Substance cérébrale piquetée et vergetée (1), trois fois.

---

(1) J'appelle *vergetures du cerveau*, des nuances violacées, vagues, qui colorent la substance blanche, sont peu foncées, et ne laissent point exsuder de sang, comme les points dits piquetés ou sablés.

Un peu plus dure que dans l'état ordinaire, une fois.

Ramollie, le cervelet est presque diffluent, une fois.

Ce dernier cas est celui de la malade qui succomba à un érysipèle gangréneux, et dont le canal intestinal n'offrit aucune trace d'altération.

Le cerveau offrait généralement peu de sérosité; il était pâle et décoloré chez la malade qui succomba aux ravages de deux larges escharres.

Ainsi, l'état du cerveau ne pouvait expliquer les symptômes dits *cérébraux*. L'influence de la muqueuse gastrique, comme on l'a prétendu, était-elle plus appréciable? Voici encore un relevé :

Plus ou moins ramollie et ecchymosée, quatre fois.

Parfaitement saine, une fois.

Je sais qu'il n'est pas possible de tirer aucune conclusion de ces quatre faits : mais des faits, des faits, encore des faits; une addition plus longue sera plus décisive.

Spasmes.

Mouvemens convulsifs des muscles de la face, trois fois, dont une dès le début, et une autre la veille de la mort. Chez ce dernier, les mouvemens convulsifs ne se manifestèrent que d'un seul côté de la face; et il nous sembla, à l'autopsie, que l'injection de la substance cérébrale n'existait que d'un seul côté.

Mouvemens convulsifs des mâchoires, deux fois.

Soubresauts des tendons, trois fois.

Carphologie, trois fois.

Ces spasmes, dans le plus grand nombre de cas, précédèrent la mort; nous ne les avons observés qu'une seule fois chez les malades qui ont guéri.

Etat des forces.

MM. *Louis* et *Chomel* donnent une grande attention à l'état des forces; ils estiment l'affaiblissement un des caractères distinctifs de l'affection typhoïde ; car dans aucune autre maladie aigüe cet affaiblissement n'est aussi marqué. Aussi, dans ses salles de clinique, voit-on M. *Chomel* insister beaucoup, à l'entrée des malades, pour savoir le jour qu'ils ont pris le lit, et s'ils sont venus à l'hôpital à pied ou en voiture, seuls ou soutenus de quelqu'un.

Deux malades furent obligés de prendre le lit le 1er jour, un le 2e; les autres ne s'y résignèrent que vers le 7e ou 8e. Quelques-uns même *traînaient* (c'est leur mot) depuis deux ou trois semaines. Cet affaiblissement est marqué par le brisement des membres, le malaise lombaire, un dégoût insurmontable pour les travaux habituels; comme disent les malades, ils n'ont plus cœur à l'ouvrage. Plus tard, cet affaiblissement s'exprime par le décubitus dorsal, la répugnance pour toute espèce de mouvement. Chez un malade, cette répugnance fut portée si loin, qu'il gardait, comme un corps inerte, toutes les positions qu'on lui donnait.

Trois des sujets, parmi ceux qui sont morts ou qui ont été gravement affectés, descendirent de leur lit jusqu'au dernier moment.

Œdème et douleurs des membres.

Une seule fois, chez un jeune sujet, pendant la convalescence, nous observâmes une légère bouffisure de la face.

Epistaxis.

Chez 6 sujets, pendant leur séjour à l'hôpital; chez 3, dans les premiers jours de leur entrée; chez 3 autres, à une époque plus ou moins avancée; chez 4, à plusieurs reprises.

Effets de l'épistaxis. Epistaxis le 2e jour, malgré une application de 25 sangsues la veille; soulagement de 2 ou 3 jours, puis recrudescence des symptômes; mort.

Épistaxis le 1er jour, guérison, affection grave.

Epistaxis le 4e, le 8e, le 19e jour, guérison, affection grave, aucune émission sanguine antécédente. Malgré les épistaxis, les symptômes augmentent de gravité.

Epistaxis le 7e, le 9e, le 12e, et le 18e jour, affection grave, guérison, trois saignées locales. L'état du malade paraît empirer après les émissions sanguines.

Epistaxis à l'entrée, légère détente.

Concluons, comme M. *Louis*, que l'épistaxis n'a apporté aucun soulagement à l'état des malades.

Nous n'avons pas observé, comme M. *Louis*, que la diarrhée fût plus abondante chez les sujets où dominait l'épistaxis.

État des yeux.

La séméiotique de ces organes s'est bornée pour nous à l'injection des conjonctives, que nous avons observée dans trois cas, à des époques variées.

Presque tous éprouvèrent des éblouissemens, et l'expression habituelle des yeux était celle de l'abattement.

État de l'oreille.

Les bourdonnemens eurent lieu dans la plupart des cas. Surdité chez 5, dès l'entrée chez 2. Un seul de ces malades eut du délire ; aucun ne mourut.

DE LA PEAU.

Taches roses lenticulaires.

Je n'ai noté ce symptôme que dans six cas, et je suis sûr d'avoir porté une attention journalière à sa recherche. Dans un cas seulement l'éruption fut assez considérable, et se manifesta sur les membres et sur le tronc. Son début avait lieu à la fin du 1er septénaire. Dans deux cas il coïncidait avec l'épistaxis; sa durée était de cinq à six jours. Je n'ai pas remarqué que les taches roses fussent plus prononcées dans les cas suivis de mort.

Sudamina.

Une seule fois au cou; mort.

De l'érysipèle.

Nous avons rangé parmi les affections typhoïdes un cas d'érysipèle gangréneux, parce qu'il fut diagnostiqué comme tel pendant la vie; mais, après la mort, le canal intestinal n'offrit aucune trace des altérations ordinaires. Ce cas peut être rapproché des trois cas rangés par M. *Louis*, sous le titre d'affection typhoïde simulée.

Eruptions variées.

Deux fois nous avons observé, chez des sujets gravement affectés, une éruption de *larges bulles* qu'il n'était pas possible de confondre avec les sudamina, et qui se rapprochait du pemphigus.

Une fois, des pustules d'ecthyma chez un sujet mort.

Une fois, cinq ou six petits abcès pendant la convalescence.

Et une fois quatre ou cinq furoncles dès le début.

Ces éruptions n'offraient aucun des caractères attribués aux accidens critiques.

Parotides.

Ce symptôme n'a été observé que sur deux malades. Dans un cas, il se manifesta vers le 10e jour de l'entrée du malade, et disparut trois jours après. Ce malade mourut, et la glande parotide examinée offrit seulement une légère injection. Dans l'autre cas, la parotide se déclara vers le 15e jour, présenta une suppuration manifeste. Nous voulûmes à plusieurs reprises donner issue au pus. La malade s'y opposa, et la résorption eut lieu.

DES SYMPTÔMES FÉBRILES PROPREMENT DITS.

Du frisson.

Nous n'avons tenu aucun compte de ce symptôme, parce qu'il ne peut être constaté, dans le plus grand nombre de cas, que sur les récits des malades, récits toujours infidèles.

Chaleur et sueurs.

Tous les malades, à l'exception des deux plus faiblement atteints, offrirent une chaleur très-élevée, sèche, désagréable au toucher.

L'intensité et la persistance de cette chaleur, dans quatre cas, nous firent porter un pronostic fâcheux qui se réalisa.

Dans trois cas, la chaleur diminua du 2e au 5e jour.

Les sueurs ont eu lieu dans cinq cas.

1° Une fois très-abondamment vers le 9e jour de l'entrée. Il se fit une légère détente; le malade n'en mourut pas moins vers le 27e jour.

2° Sueurs très-abondantes, surtout à la face, chez le sujet dont la maladie avait suivi une marche lente; mort.

3° Sueurs abondantes, continuelles et nocturnes, en même temps que la diarrhée.

4° Sueurs chez deux individus peu gravement atteints.

La diminution de la chaleur, et la sécrétion notable des sueurs, furent toujours accompagnées d'une chute dans la fréquence du pouls.

Nous n'avons pas observé les relations de ces deux symptômes avec d'autres.

Pouls.

Le pouls fut généralement mou, presque toujours régulier relativement à sa fréquence; dans les cas suivis de mort, nous avons observé que le pouls variait au début entre 88 et 112 pulsations; que ce nombre alla toujours en augmentant, à quelques diminutions près, de 4 ou 8 pulsations, qui peuvent être attribuées à des erreurs de calcul. Aux approches de la mort, dans un cas, il fut porté à 160, et dans un autre, il fut impossible d'en constater la vitesse.

Dans les cas très-graves, mais non suivis de mort, le pouls varia de 92 à 120 dans le début ; puis après une légère ascension, qui se maintint tant que le malade fut en péril, il redescendit graduellement. Nous devons faire observer que jamais nous n'avons vu de ces chutes rapides du pouls au-delà de 4 ou 8 pulsations par jour.

Dans les cas assez graves, le pouls varia de 84 à 100, et s'il fut porté au-delà, il ne s'y maintint pas long-temps.

Dans les cas peu graves, le pouls n'a jamais dépassé 88 ou 92; et il était, au début, souvent de 76, c'est-à-dire, presque à l'état naturel.

Dans un cas rangé par nous dans les cas douteux, le pouls fut trouvé à 132; et cette fréquence fut un des motifs de notre doute, d'autant que la douleur générale du ventre pouvait faire craindre une péritonite.

Ce tableau de l'état du pouls confirme ce résultat obtenu par M. *Louis* :

Qu'un pouls médiocrement accéléré est favorable au pronostic, et doit faire conjecturer que la marche de l'affection sera rapide, tandis qu'un caractère opposé doit faire redouter sa longueur et son issue.

Excepté les rapports du pouls avec la chaleur et les sueurs, ceux qui ont pu exister entre lui et les autres symptômes n'ont pas été appréciés par nous.

Il n'a pas été possible non plus d'établir aucun rapprochement entre l'état du cœur et celui du pouls.

Respiration.

La respiration ne fut naturelle, sans aucun signe morbide, que dans quatre cas, dont trois parmi les affections très-légères, et le cas d'érysipèle gangréneux suivi de mort. Quinze des malades accusèrent de la toux dès leur entrée.

Dans dix cas, cette toux était accompagnée de crachats mucoso-salivaires assez abondans.

Dans deux cas, ces crachats étaient rouillés.

Dans onze cas, nous observâmes, par l'auscultation, un râle sibilant très-marqué.

Dans deux cas surtout, ce râle était très-marqué, semblable au frémissement cataire, et il ne fut accompagné ni de toux ni d'expectoration.

Sa présence et quelques autres symptômes furent un des motifs de notre diagnostic.

Dans deux cas suivis de mort, vers la fin de la vie nous aperçûmes un râle sous-crépitant, humide, très-abondant à la partie inférieure des poumons. Dans ces points la respiration se faisait entendre faiblement. Dans un cas seulement, nous trouvâmes le poumon hépatisé; ce cas n'est point un de ceux dont les crachats furent rouillés; il ne fut soupçonné pendant la vie que par la percussion.

Lésions anatomiques.

Après les rapprochemens que nous avons essayé d'établir à mesure que nous faisions le relevé des symptômes, entre ces symptômes et les lésions anatomiques il serait inutile de revenir sur celles-ci; cette partie de l'étude des affections typhoïdes est la plus claire, la plus saine et la moins controversée. Après les minutieuses descriptions des anatomo-pathologistes, il reste peu de détails nouveaux de quelque importance qui puissent leur être ajoutés. Nous nous bornerons à quelques remarques sur ces points encore douteux.

Ainsi, sur six cas d'affection notées typhoïdes, et qui furent suivies de mort, nous en trouvons un dans lequel le canal intestinal fut trouvé parfaitement sain. Du reste, toutes les lésions secondaires furent les mêmes que dans l'affection typhoïde proprement dite. Or, l'absence de la lésion des glandes de Peyer, les autres lésions et les symptômes étant les mêmes, suffit-elle pour empêcher qu'on range cette affection parmi les typhoïdes?

Dans les cinq autres cas, les glandes de Peyer étaient altérées.

Dans un cas, simple développement de ces glandes, mort le vingt-deuxième jour.

Dans trois cas, il y avait à la fois développement des glandes et ulcérations.

Dans un cas, où la mort eut lieu le cinquante-deuxième jour, les ulcérations grisâtres, rapetissées, affaissées, indiquaient évidemment un travail de cicatrisation. Cette malade est celle qui succomba aux ravages de deux larges eschares. Ces ulcérations étaient placées dans le tiers inférieur de l'intestin grèle.

Nous avons observé deux fois un développement des glandes du colon, et deux fois des ulcérations de cette muqueuse, plus petites que celles de l'intestin grèle.

Les altérations des glandes mésentériques étaient en rapport avec les ulcérations.

L'estomac est noté ramolli dans le grand cul-de-sac quatre fois.

Le cœur ramolli, flasque comme un linge mouillé, trois fois.

Foie ramolli, deux fois.

Rate ramollie, deux fois.

Reins ramollis, deux fois.

Les ramollissemens de ces différens organes ne coïncidaient pas toujours ensemble.

Traitement.

Dans un cas de maladie grave, généralement on approuve le médecin du malade, quant, avant de prescrire un traitement, il s'aide de l'autorité de quelques confrères renommés. Pour le repos de mon esprit, j'ai souvent songé à transporter dans la science cette règle de conduite admise dans la pratique, c'est-à-dire, dans les cas où la thérapeutique d'une affection est encore indécise et controversée; pour me décider, je prendrais le parti de réunir mentalement un certain nombre de gens reconnus compétens, soit par leurs ouvrages ou leur renom scientifique, et je me rangerais du côté de la majorité. C'est pour ainsi dire ouvrir une grande consultation. Car, de la pratique journalière de chaque médecin, doit naître une certaine expérience qui fait rejeter les méthodes qui sont évidemment nuisibles, et conserver celles dont on obtient les meilleurs résultats.

Ainsi, avant d'adopter une méthode de traitement dans les affections typhoïdes, j'aurais voulu les mettre toutes aux voix, dans une assemblée de médecins qu'il me serait possible de former (ceux des hôpitaux de Paris, par exemple, qui, pour la plupart, offrent assez de garanties à ma confiance). C'est dans ce but que j'ai suivi plusieurs cliniques, consulté les thèses et les articles des journaux, ou causé avec quelques-uns de mes camarades, internes des hôpitaux, sur la pratique de leur chef de service dans les cas d'affections typhoïdes.

De toutes ces recherches, je suis parvenu à classer les médecins des hôpitaux de Paris en quatre cathégories.

Les partisans des toniques, dès le début et à toutes les périodes; il n'en existe aucun (1). Je n'ai vu que M. le professeur *Récamier* procéder de cette façon dans quelques cas; mais, dans d'autres, il agissait d'une façon diamétralement opposée. Ce praticien échappe à toute classification;

Les antiphlogistiques purs, qui insistent sur les émissions sanguines, c'est M. *Broussais* et son école, dont l'influence diminue chaque jour;

Les médecins mixtes ou éclectiques, c'est-à-dire, qui

(1) J'ai appris depuis que M. le docteur *Petit*, médecin de l'Hôtel-Dieu, un des premiers qui ait éclairé l'histoire des affections typhoïdes, administrait les toniques dès le début. Il faut que cette pratique ne soit pas si incendiaire, puisque ce vieux praticien y persévère.

ont recours, tantôt aux antiphlogistiques, tantôt aux toniques, et font volontiers la médecine des symptômes;

Et, enfin, les expectans, ou plutôt ceux qui tendent vers l'expectation. De ce nombre, nous rangerons principalement MM. *Louis*, *Dance* et *Andral*, dont les ouvrages, constatant sans cesse l'inefficacité de toutes les méthodes, mènent nécessairement à l'expectation pure et simple. Comme ces messieurs sont, dans l'école de médecine de Paris, ceux dont les leçons sont suivies par un plus grand nombre d'élèves, il n'est pas difficile de prévoir qu'il faut que leur opinion l'emporte, et ait son cours.

M. *Rullier* doit être rangé parmi les médecins mixtes.

Il n'eut recours à la saignée générale que dans deux cas; c'étaient deux cas douteux, non pas dès l'entrée des malades; mais deux ou trois jours après, à cause de la persistance des symptômes. Dans un cas, une application de trente sangsues avait eu lieu préalablement, sans aucun résultat. Ces deux saignées n'eurent aucune influence appréciable sur la marche de la maladie. Le sang contenait peu de sérosité et point de couenne. Les deux malades sont guéris.

Saignées locales. Elles ont été pratiquées une, deux ou trois fois sur seize individus; chaque fois par quinze ou trente sangsues à l'anus; quelquefois à la région iliaque droite, à l'épigastre ou à l'ombilic.

Chez quatorze individus, les sangsues, appliquées au début, une première fois, ont amené, dans dix cas, une légère amélioration appréciable dès le lendemain.

Dans huit cas, la saignée, répétée une deuxième fois, a laissé le malade six fois dans le même état; mais, dans deux cas, elle a été suivie de mauvais effets; affaissement plus marqué, etc.

Dans quatre cas, la saignée locale a été répétée trois fois, et trois de ces sujets ont succombé. Presque toujours cette troisième émission a été suivie d'effets fâcheux, surtout d'un affaissement plus marqué. Il faut dire aussi qu'elle a été employée chez les plus malades.

La première saignée locale était pour ainsi dire employée théoriquement par M. *Rullier*, c'est-à-dire, qu'elle semblait être l'inspiration d'un traitement arrêté d'avance. La deuxième avait lieu lorsque la première saignée n'avait produit qu'une légère amélioration, ou qu'elle laissait le malade dans le même état.

La troisième fut dirigée contre quelques symptômes dominans ou opiniâtres; une fois au cou, contre la somnolence; une fois au thorax, à cause des crachats; une fois sur la région iliaque droite, à cause de la sensibilité de cette région.

De tous ces faits, il m'est resté dans l'esprit que les émissions sanguines multipliées sont nuisibles, et qu'une seule saignée locale, au début, est peut-être utile.

Quant à l'influence immédiate des saignées locales sur chaque symptôme en particulier, elle n'a guère pu être apréciée; elles ne m'ont jamais semblé agir notablement sur le dévoiement. Dans deux cas, elles furent suivies du développement de météorisme; dans quelques cas, le pouls diminua de quelques pulsations; dans d'autres, il conserva son type; enfin, dans quelques cas, il augmenta de fréquence. Cette augmentation de la vitesse du pouls, lorsqu'elle n'est accompagnée de la recrudescence d'aucun autre symptôme, n'indique point un aggravement du mal.

Emploi des toniques après les émissions sanguines.

Cette méthode fut suivie six fois, et dans des cas où la maladie se prolongeait en s'aggravant. Dans quatre cas, la mort eut lieu; dans quatre cas, on y eut recours du dixième au douzième jour de l'entrée des malades; dans un cas, dès le neuvième jour, et une fois le dix-huitième seulement.

Dans trois cas, la mort eut lieu cinq ou six jours après l'emploi des toniques.

Dans un cas, dix-huit jours après; c'est celui où les toniques furent employés dès le deuxième jour.

M. *Rullier* avait recours aux toniques lorsque les symptômes d'affaissement et de prostration se prononçaient avec intensité. Dans quatre cas, cet affaissement était le résultat de l'adynamie pour ainsi dire *aiguë, oppressione virium;* et, dans un cas, il semblait provenir graduellement par la longueur du mal.

Dans quatre cas, le délire a commencé le lendemain même de l'administration des toniques, et a fini huit jours après; il remplaçait la stupeur ou la somnolence. Ce changement doit-il être considéré comme un aggravement ou comme une amélioration? Le pouls se releva également dans quatre cas; dans deux, le dévoiement fut supprimé, et, dans cinq cas, la langue, sèche et fuligineuse, s'humidifia pendant l'administration des toniques.

Toniques seuls. Une fois dès le début; ce fut dans le cas d'érysipèle gangréneux pris pour une affection typhoïde; une fois chez la malade qui succomba à un eschare.

Les toniques employés par M. *Rullier* furent l'infusion de quinquina édulcorée avec le sirop d'écorce d'orange ou le sirop tartarique, ou la même infusion en lavement.

Des potions gommées avec addition de 15 ou 20 grains d'extrait mou de quinquina, de 2 ou 3 gros d'acétate d'ammoniaque et de quelques gouttes d'éther.

Enfin, des frictions avec l'alcoholat de quinquina et de camphre.

Médecine expectante. Cette méthode ne fut suivie que dans un cas vraiment grave; la malade guérit, mais sa guérison fut longue.

6

Dans trois cas notés affections légères

Dans tous ces cas, et dans les précédens, M. *Rullier* a fait usage des tisanes adoucissantes.

Dans quelques cas où le dévoiement dominait, il avait recours à la décoction de riz édulcorée avec le sirop de coing, ou bien à la décoction blanche de Sydenham légèrement acidulée.

Dans trois cas, pendant la convalescence, la diarrhée persistant, on eut recours, dans deux cas, aux pilules dites anti-diarrhéiques.

Les lavemens avec amidon et têtes de pavot, additionnés de quelques gouttes de laudanum, furent aussi prescrits.

Dans un cas, par l'addition de quinze grains de kina dans la potion, la diarrhée fut supprimée.

15 des malades furent mis à l'usage de l'eau gazeuse; 2 seuls sont morts; mais comme cette eau était administrée en même temps qu'on saignait ou tonifiait les malades, nous ne pouvons en tirer aucune conclusion bien exacte.

Vésicatoires, stimulans.

Dans tous les cas, on fit usage de sinapismes mitigés. Il ne nous a pas été possible d'apprécier l'effet de ce révulsif pour ainsi dire banal.

Dans quatorze cas, on appliqua des vésicatoires aux mollets, à l'époque où les symptômes de stupeur et d'affaissement se prononçaient, c'est-à dire, dans les cas les plus graves.

Cinq fois cette application fut répétée une seconde fois aux cuisses.

Dans aucun de ces cas, nous n'avons observé cette réaction dans les paroxysmes du soir, que M. *Louis* reproche à ces révulsifs de déterminer; et, dans aucun cas, nous n'avons observé de plaie gangréneuse qui ait retardé la convalescence et fait souffrir les malades.

Quant aux bons effets des vésicatoires, il n'a pas été possible de les constater. Dans deux cas, nous avons cru trouver, le lendemain de leur application, un peu plus de spontanéité dans les idées; mais, comme dans le plus grand nombre l'emploi des vésicatoires fut combiné avec l'emploi des toniques ou des saignées locales, il n'est pas possible d'assigner ce qui appartient à chacun de ces moyens. Cependant, dans deux cas où les vésicatoires furent employés seuls, nous trouvâmes le lendemain une amélioration notable.

Il ne nous reste qu'à rapporter le cas d'affection typhoïde simulée, parce que des cas pareils ont été contestés, et ne sont pas nombreux dans les archives de la médecine.

Esther, fille publique, âgée de 27 ans, entra à l'hôpital, dans les salles de chirurgie, le 10 septembre. Elle avait été battue par un homme, et présentait une contusion à l'œil droit. Deux jours après survient un érysipèle de la face, qui disparaît bientôt. La malade se met à manger; on la croit guérie. Le 20 septembre l'érysipèle reparaît, mais cette fois avec tous les symptômes d'une fièvre adynamique.

Le 23, on la fait passer dans les salles de médecine. Face malvacée, avec quelques traces de desquammation, décubitus dorsal, obtusion des sens, réponses lentes, plaintes continuelles, délire, dents, lèvres et langue sèches, encroûtées, soif vive, épigastre sensible sous la pression; point de vomissemens. Météorisme considérable, dévoiement abondant, peau chaude, sèche, coloration rouge-pâle des deux épaules, pouls à 112.

Le 24, à peu près même état. L'érysipèle s'étend aux parties latérales du tronc. (*Prescription d'hier:* Eau gazeuse, infusion de 8 onces de quinquina, édulcorée avec le sirop d'écorces d'oranges. Potion gommée, avec deux gros d'acétate d'ammoniaque et quelques gouttes d'éther; 2 vésicatoires aux mollets; demi-lavement avec amidon et pavot; deux demi-lavemens avec un scrupule d'extrait de quinquina. Diète; une tasse de vin rouge.)

Le 25, le délire augmente, yeux fermés, narines pulvérulentes; l'érysipèle s'étend au bras; pouls à 124; du reste, même état des autres symptômes. (*Même prescription:* deux nouveaux vésicatoires aux cuisses.)

Elle est morte à 7 heures du soir.

AUTOPSIE *le 27, 38 heures après la mort.* — Abdomen météorisé; ce météorisme dépend surtout du développement de l'S iliaque du colon.

Glandes mésentériques peu développées, rouges.

Estomac, sain, emphysémateux dans le grand-cul-de-sac, sans aucune trace de ramollissement.

Intestin grêle, rempli d'une matière jaunâtre abondante; la muqueuse en est pâle, amincie dans toute son étendue, sans aucune rougeur.

Les glandes de Peyer ne sont pas plus apparentes que dans l'état normal.

Colon, sain, sans rougeur.

Foie, marbré à l'extérieur, très-mou, d'un aspect aride et sec lorsqu'on le coupe par tranches, offrant des ecchymoses le long du trajet des vaisseaux veineux.

Rate, développée, très-ramollie.

Reins ramollis, s'écrasant sous la pression des doigts.

La tubuleuse est rouge, injectée; la corticale paraît emphysémateuse.

Substance cérébrale, rosée, vergetée, molle.

Le cervelet est presque diffluent.

Arachnoïde gorgée de sang, offrant çà et là des traces d'ecchymose.

Larynx et trachée-artère, d'une rougeur violacée très-intense.

Poumons, petits, avec stase noirâtre à leur partie postérieure.

Cœur, très-mou, flasque ; aorte colorée par plaques en rouge violet ; veine cave *idem*.

Vagin et matrice, sains.

Muscles, mous, flasques, décolorés.

Peau, couverte de vergetures en différens points, conservant une couleur violacée dans ceux qui ont été le siége de l'érysipèle ; mais, le long de l'épine de l'omoplate, on découvre une eschare gangréneuse, longue de 6 pouces environ, large de 2 pouces et demi, et intéressant tout le derme.

Et cependant cette affection avait été diagnostiquée par M. *Rullier*, par moi et par tous ceux qui suivaient la visite, *affection typhoïde !*

Xe GROUPE.

Affections qu'il n'est possible d'attribuer qu'à l'aménorrhée (1).

Ces cas forment des espèces individuelles ; il n'est pas possible de les rattacher aux espèces décrites dans les nosographies. La seule circonstance commune à toutes, et qui permit de les caractériser, fut l'irrégularité de la menstruation. Le retour des règles était la meilleure condition pour guérir les malades.

Chez quatre, à la pâleur de la face se joignaient quelques symptômes gastriques, des douleurs à l'hypogastre, des flueurs blanches abondantes, une tendance aux lipothymies, une petite toux sans crachats.

Chez une, cet appareil symptomatique coïncidait

(1) Des cas pareils ne sont pas observés chez les hommes, et c'est un grand motif pour les attribuer à l'influence de l'appareil génital.

avec des règles plus fréquentes et plus abondantes. Chez les autres, il y avait aménorrhée.

Ces affections auraient pu être considérées comme des phthisies latentes, des phthisies au début, ou comme des gastrites chroniques, sans que les diagnostics en pussent être combattus par d'autres raisons plus convaincantes.

Dans deux, nous eûmes les formes de la fièvre dite nerveuse des anciens, céphalalgie, insomnie, face pâle et souffrante, langue rouge à la pointe, soif, peau chaude et sèche, pouls de 100 à 108, légère exacerbation le soir, sans aucune douleur locale ni aucun autre dérangement des fonctions.

Dans trois, palpitations du cœur, face jaune, fièvre par accès irréguliers, état qui se prolonge depuis plusieurs semaines.

Dans trois, hématémèses qui ne reconnaissaient aucune autre cause que l'absence des règles.

Dans deux, accidens hystériques, douleurs vagues, mélancolie, agitation. Dans un de ces cas, les accidens approchaient de la danse de Saint-Guy. Je le rapporte, parce que M. *Rullier* l'attribue à la trop grande abondance des émissions sanguines.

Halbout, passementière, d'une constitution chétive, mariée, âgée de 25 ans, était dans ses règles, lorsqu'elle se refroidit en passant un ruisseau. Frisson, suppression des règles, fièvre, étouffement, toux fréquente sans crachats; elle a été saignée trois fois, et une application de 25 sangsues a été faite à la région précordiale.

Depuis cette époque, cinq semaines environ, elle est prise d'une agitation extrême, ne peut se tenir en place ni dormir; elle est tourmentée par des terreurs paniques; elle tousse d'une petite toux sèche et continuelle. La respiration est pure, le rhythme du cœur normal, les fonctions digestives en bon état, et le pouls à 76.

Cette malade, traitée par les boissons et les potions antispasmodiques, eau de gomme et de tilleul, potion gommée avec eau de laurier-cerise, est restée 25 jours dans la salle Saint-Joseph. Son état s'est amélioré, et, enfin, la réapparition des règles a complété la guérison.

Quel titre donner à une telle observation? quel organe était affecté? Ces accidens hystériques doivent-ils être considérés comme le résultat des émissions sanguines? En vérité, ne serait-ce point perdre son temps que de le consacrer à des discussions aussi obscures?

En général, la médication pour rappeler les règles est celle qui a le mieux réussi chez la plupart de ces malades.

Les treize cas rangés dans ce groupe sont restés à l'hôpital 35 jours; moyenne, 27 jours chaque.

XIe GROUPE.

Coliques métalliques.

Influence du plomb.

A cause du traitement dit de la Charité, les malades affectés de la colique métallique viennent en foule à l'hôpital de ce nom; 56 ont été répartis dans nos salles.

Quarante offraient des coliques bien caractérisées, seize des coliques douteuses.

Ces derniers étaient en effet des ouvriers travaillant le plomb ou quelques-unes de ses préparations. Ils éprouvaient de légères coliques, que l'expérience populaire leur faisait attribuer à l'influence de leur état; mais ne se peut-il pas, comme le fait remarquer M. *Rullier*, que des hommes travaillant le plomb soient exposés à des causes autres que l'influence saturnine capables de déterminer la colique? Chez ces malades, les coliques étaient toujours peu prononcées, et n'empêchaient point le sommeil.

Chez deux, au lieu de constipation, il existait des dévoiemens, et cette circonstance est une de celles qui nous détermina à ranger ce cas parmi les cas douteux.

Deux autres, tout en attribuant leurs coliques à l'influence du plomb, confessaient qu'ils avaient cessé de s'exposer à son action délétère, l'un depuis deux mois, l'autre depuis trois ans. Se peut-il que le plomb agisse après un si long intervalle? ne serait-ce pas une préoccupation du malade? L'un avait eu la colique trois fois, et il croyait cette fois en reconnaître les accidens.

Six de ces malades ont été traités par l'expectation pure et simple.

Six par de légers purgatifs deux ou trois fois répétés, l'eau de Sedlitz factice, 8 gros, ou le sulfate de soude, 2 onces.

Quatre fois on eut recours à une application de sangsues. Ces sangsues étaient motivées par quelques symptômes particuliers : la tendance de la langue à se sécher, la douleur épigastrique, la rougeur de la face, ou la fréquence du pouls (1).

Six femmes et trente-quatre hommes ont eu de véritables coliques saturnines; cette disproportion entre les deux sexes existe probablement parce que les femmes se livrent beaucoup moins à ces sortes de travaux.

Les hommes étaient, suivant les métiers, ainsi répartis :

22 ouvriers au blanc de céruse; ils venaient surtout des manufactures de Courbevoie, Clychy, Saint-Maur.

10 peintres en bâtiment.

4 broyeurs de couleur.

---

(1) C'est dans cette série qu'il faut ranger l'histoire d'une jeune fille travaillant dans une fonderie de caractères, offrant tous les symptômes de la colique de plomb, et chez laquelle ces accidens disparurent à la suite de l'expulsion de vers. (*Répertoire médical*, n° 1.)

3 potiers de terre.
2 polisseurs de caractères d'imprimerie.
3 plombiers.
2 raffineurs d'or et d'argent.
1 ouvrier au minium.
1 vernisseur.
1 ouvrier au plomb de chasse.
1 ouvrier en papiers peints.

On voit, d'après ce tableau, que le plomb, employé de différentes manières, détermine toujours les mêmes accidens.

Nous devons dire avec plaisir que plus des deux tiers des ouvriers travaillant à ces métiers si malsains, étaient des étrangers, des Allemands venant du Luxembourg, preuve que la patrie est meilleure pour ses enfans, puisqu'ils y trouvent d'autres ressources, et ne sont pas obligés de se livrer à des travaux funestes à leur santé.

L'action du plomb sur les dents est un effet qui n'a point encore été noté, et qui pourtant est observé chez tous ceux qui travaillent ce métal. Le collet de la dent devient grisâtre (on dirait qu'il a été frotté avec un crayon de mine de plomb). Cette coloration est distincte du tartre ordinaire qui couvre les dents. Elle est plus considérable en raison du temps qu'on a manié les préparations saturnines. Les gencives sont pâles et blanchâtres. Un électuaire de miel rosat avec quelques gouttes d'acide hydrochlorique suffit pour nettoyer les dents.

Chez trois malades la face était jaune terreux, surtout chez ceux dont la douleur était très-vive.

L'odeur de l'haleine était très-fétide chez tous.

Tous ont eu la langue blanche et naturelle.

Dix éprouvèrent des nausées et des vomissemens.

Tous ont éprouvé des coliques; généralement ces coliques étaient soulagées par la pression. Quelques malades se couchaient sur le ventre, ou plaçaient par dessus leur oreiller. Ils comparaient leurs douleurs à des *tiraillemens d'entrailles*, qui n'avaient pas lieu continuellement, mais par momens plus ou moins rapprochés. Elles étaient plus fortes la nuit, et portées au point d'empêcher toute espèce de sommeil. Au moment où elles sévissaient, la face se grippait et se couvrait de sueurs froides, le malade se plaignait, le pouls s'élevait, on eût dit les douleurs de l'enfantement chez la femme.

La constipation opiniâtre a eu lieu dans tous les cas. Dans quatre le ventre a semblé sensiblement rétracté. Les urines, examinées quinze fois par les hydrosulfates solubles, n'ont présenté aucune trace de la présence du plomb.

L'état fébrile n'a eu lieu que dans cinq cas; c'est-à-dire, le pouls marquait au-delà de 80 pulsations, avec une légère chaleur.

Dans quatre cas, les battemens du cœur étaient fort précipités. Selon M. *Rullier*, le plomb agit alors directement sur *l'organe central de la circulation* (1).

Dans sept cas les malades ont eu des crampes, des douleurs ou des fourmillemens dans les membres.

Dans quatre cas, ils offrirent de véritables paralysies des membres, surtout des muscles de la main.

Le traitement le plus généralement employé est le traitement dit de la Charité, qui se trouve dans tous les formulaires.

---

(1) Ainsi ce n'est point seulement sur le système nerveux abdominal que le plomb paraît agir. Dans d'autres cas M. *Rullier* a vu des battemens du cœur devenir assez forts pour simuler l'anévrisme actif. Des symptômes cérébraux, tels que délire, tremblement, roideur et paralysie des membres, ont pu être attribués par lui à l'influence saturnine. Et des faits semblables sont consignés dans la thèse de M. *Mérat*, sous le titre de *Fièvre ataxique*, etc.

Dix-sept malades, soumis à un seul (1) de ces traitemens, ont été guéris en 206 jours; moyenne 12 jours deux dix-septièmes.

Ordinairement les malades étaient soulagés après le quatrième jour, c'est-à-dire, après le premier purgatif. Dix ont même voulu sortir dès cette époque. Cette circonstance m'a toujours fait penser que l'administration du purgatif drastique suffisait pour le traitement de cette affection.

Cinq furent soulagés après les deux premiers jours; mais dans ces cinq cas, nous trouvons que trois fois il y eut des selles à la suite de l'*aqua benedicta*.

Chez huit malades, on fut obligé de répéter le traitetement du sixième jour, parce que les coliques persistaient encore.

Deux sont revenus trois fois à l'hôpital, parce qu'ils avaient repris trop tôt leur travail.

Un est revenu 20 jours après, bien qu'il fût resté sans rien faire. Il présentait tous les accidens que nous avions observés lors de sa première entrée.

Ces trois malades ont été soumis à de nouveaux traitemens.

Deux autres, sans sortir de l'hôpital, à cause de la persistance des accidens, ont été soumis à trois traitemens consécutifs, sans intervalles de repos. Eh bien, malgré l'administration des drastiques tant répétés, nous n'avons jamais observé aucun accident sur l'appareil intestinal.

Dans cinq cas, le soir du premier jour et du quatrième, nous avons observé un léger mouvement fébrile. Chez deux malades, ce mouvement fébrile s'est prolongé pendant un ou deux jours, et a exigé la répétition du

(1) J'entends par *un seul traitement*, l'usage des moyens employés pendant sept jours; et par *deux traitemens*, la répétition de ces mêmes moyens pendant sept autres jours.

traitement calmant du troisième et du cinquième jours. Dans aucun cas nous n'avons observé de changemens de la langue.

Chez un seul malade, les selles provoquées par le purgatif se sont prolongées en dévoiement pendant deux jours.

Enfin, dans un cas de mort que le hasard nous a fourni (voir l'observation), nous n'avons trouvé aucune altération de l'intestin.

Malgré l'état fébrile chez les malades où ce symptôme s'observa, M. *Rullier* n'hésita pas à poursuivre le traitement ordinaire, et jamais il n'eut à s'en repentir.

Dans quelques cas où les antiphlogistiques avaient été essayés sans succès, surtout au dehors de l'hôpital, le traitement de la Charité réussit comme par enchantement. Nous en citons un exemple bien remarquable.

Dans les quatre cas où la colique de plomb se compliqua de paralysie, M. *Rullier* eut recours à la répétition du traitement de la Charité et aux frictions avec le baume nerval.

Mais la paralysie n'a jamais cédé à cette médication.

Ire OBSERVATION.

Colique métallique. — Guérison. — Manie aiguë. — Chute. — Mort. — Nécropsie. — Absence d'altérations du canal intestinal.

Herchy, ex-cent-suisse des gardes de Charles X, entre le 7 octobre; constitution athlétique, âgé de 39 ans, travaille à la manufacture du blanc de céruse de Courbevoie depuis six mois. Il y a six jours qu'il est tombé malade. Fatigue au début, anorexie, coliques qui vont en augmentant.

A son entrée, vives coliques qui, dit-il, le coupent en deux, et l'empêchent de dormir; ventre souple, indolent sous la pression; constipation de huit jours, langue naturelle, point de nausées, pouls à 72, dents grisâtres à leurs collets.

Herchy fut soumis au traitement de la Charité, dès le deuxième jour il se sentit soulagé, et, le septième, nous le croyions guéri, et prêt à sortir, lorsqu'on nous dit qu'il s'était promené la nuit, et avait voulu éteindre les lumières de la salle. Mais Herchy prétendit que la lumière l'empêchait de dormir, et cette explication nous parut assez sensée.

La nuit suivante, il s'est encore levé, en criant, gesticulant, frappant les infirmiers qui voulaient le remettre dans son lit, et il a fini par se jeter par la fenêtre.

Le lendemain, nous le trouvons avec une fracture des os du tarse et du bras, et dans un état de délire; sa face était jaune, la langue humide, le ventre légèrement météorisé, le pouls à 140; il nous reconnaissait encore. Des muscles offraient quelques soubresauts. (Saignée, sérum émuls.; 40 sangsues sur le pied, potion gommée antisp.)

Il mourut le surlendemain.

Sans nous arrêter aux détails de son autopsie, étrangers à notre sujet, qu'il nous suffise de dire que le cerveau et la moelle épinière, ainsi que leurs enveloppes, étaient sans aucune altération appréciable.

L'estomac et les intestins n'étaient ni développés ni rétractés hors de leur mesure habituelle.

La muqueuse stomacale était blanchâtre, saine; mais plus mince dans le grand cul-de-sac que dans les autres parties.

La muqueuse de l'intestin grêle était également pâle et blanchâtre.

La muqueuse du gros intestin était grisâtre dans le cœcum et dans un tiers du gros intestin.

Cet intestin contenait des matières fécales moulées.

Les autres organes étaient sains.

Ainsi, nous n'avons pu trouver, sur la muqueuse intestinale, aucune trace de l'effet des préparations saturnines ni du traitement drastique administré tout récemment.

IIe OBSERVATION.

Remarquable exemple de l'inefficacité des antiphlogistiques. — Efficacité du traitement de la Charité.

Contour, 25 ans, entré le 4 mai, raffineur de l'or et de l'argent par le plomb, a déjà été atteint trois fois de coliques saturnines, et traité à la Charité.

Malade depuis 13 jours : coliques violentes, augmentant par une pression forte non circonscrite, et soulagée par une pression large et uniforme; c'est dans ce début qu'il s'applique son oreiller sur le ventre; constipation, pouls à 72.

Il nous apprend qu'il est entré d'abord à l'hôpital Beaujon, que 80 sangsues lui ont été appliquées en deux fois; il a été soulagé, est sorti de l'hôpital. Mais, deux jours après, sans avoir repris son travail, les accidens ont reparu; c'est alors qu'il s'est ressouvenu de l'hôpital de la Charité, où il avait été déjà guéri.

En effet, il a été soumis au traitement; le purgatif du sixième jour a été rejeté, à cause de la persistance de quelques coliques, et, le neuvième jour, Contour est sorti, et n'a pas été obligé de revenir à l'hôpital.

Influence du cuivre.

Cinq malades, employés à travailler le cuivre, se sont présentés avec de vives coliques accompagnées de diarrhée assez abondante; ils ont été traités par les antiphlogistiques, comme atteints d'entérite, et ont été promptement guéris.

Influence du mercure.

Trois malades, travaillant à des métiers qui font usage du mercure, sont venus avec un tremblement plus ou moins marqué. Chez deux, le traitement de la colique de plomb a été employé sans succès; mais chez tous les trois, le tremblement a paru moindre après les bains de vapeur et les fumigations aromatiques.

XIIe GROUPE.

Seize fièvres intermittentes.

Quatre guéris par l'expectation, le séjour à l'hôpital et l'emploi de quelques amers indigènes, tels que l'infusion de camomille et de petite centaurée, et une ou deux onces de vin d'absinthe.

Deux par l'infusion d'ipécacuanha, à cause de la prédominance des symptômes gastriques.

Dix par le sulfate de quinine. De ces dix malades, deux avaient été traités antérieurement par le houx, sans résultat.

Le sulfate de quinine était généralement administré de 12 à 16 grains. Dans presque tous les cas, la fièvre a cessé après le premier ou le deuxième accès.

Dans deux cas, la fièvre s'offrant comme rémittente, le pouls ne revenant jamais à l'état normal, et restant de 88 à 92, le sulfate de quinine n'a pas été moins efficace.

Dans deux cas, la fièvre tierce ayant cessé dans les premiers jours de l'entrée des malades, à cause de leur face terreuse et de leur débilité, le sulfate de quinine a été donné comme prophylactique.

Dans un cas d'engorgement de la rate, très-notable, succédant à une fièvre tierce, le sulfate de quinine a été employé à la dose de 16 grains en même temps que les saignées locales sur la région de la rate, l'engorgement de cet organe s'est dissipé presque complètement.

Nous n'avons eu à observer aucun mauvais effet du sulfate de quinine. Dans un cas, une malade ayant pris, pendant quatre ou cinq jours de suite, en une seule dose, les 16 grains qui lui étaient prescrits en trois ou quatre, il ne s'en suivit aucun accident. M. *Rullier* m'a raconté qu'il a vu souvent cette méprise, sans que jamais il ait eu à regretter aucun fâcheux effet.

Dans deux cas de phthisie, où le paroxysme vespéral se déclarait avec tous les caractères d'un accès de fièvre quotidienne, le sulfate de quinine a modifié la forme de l'accès, sans rien changer à la marche de la phthisie.

Quant aux fièvres intermittentes, relativement à leur marche, elles ont été

Huit fois quotidiennes.

Six fois tierces.

Deux fois quartes.

Elles se sont surtout offertes pendant le mois d'octobre. La plupart des malades revenaient de la campagne.

Quant à leur marche, nous n'avons rien observé de notable. Chez un vieillard autrefois atteint d'apoplexie, le frisson se manifestant avec violence, il a fallu se hâter d'administrer le sulfate de quinine, crainte d'une nouvelle conjestion cérébrale.

Chez douze malades atteints d'affections aiguës bien caractérisées, surtout de catarrhes pulmonaires, nous avons vu le mouvement fébrile se continuer, passer à l'état d'intermittence, et présenter deux ou trois accès de ce type avant de s'éteindre complètement.

Les seize malades atteints de fièvres intermittentes sont restés à l'hôpital 266 jours; moyenne, 16 jours dix seizièmes.

XIIIe GROUPE.

Affections à types intermittent et continu, entremêlés. Nature et siége inappréciables.

Loin de pouvoir spécifier la nature et le siége de ces affections, il est même difficile d'en préciser l'expression symptomatique. Un jour on croit avoir affaire à une véritable fièvre intermittente à type bien tranché ; un autre, la maladie paraît être continue, ou bien, procédant par accès, sans cessation complète des accidens, la fièvre concorde avec les descriptions des fièvres rémittentes des anciens. Heureusement, pendant que le médecin reste indécis, la nature guérit le malade.

Nous avons eu cinq cas pareils, dont j'en vais citer un, afin de mieux montrer les affections que j'entends ranger dans ce groupe.

Colette, 27 ans, cuisinière, entrée le 11 octobre, salle Saint-Joseph; constitution bonne, malade depuis six semaines.

Le 12 octobre, face pâle jaune, souffrante, conjonctives injectées, céphalalgie, langue blanchâtre, soif, point d'appétit, abdomen souple, indolore; constipation légère, peau chaude, pouls à 120; quelques crachats muqueux sans toux ni douleur, léger râle sibilant, menstruation régulière.

Cette femme nous raconte qu'il y a environ six semaines, elle a été prise, dans les environs de Nantes, d'une fièvre intermittente tierce; la fièvre fut coupée par le sulfate de quinine. La malade alla prendre quelques bains de mer, revint ensuite aux lieux où elle avait contracté la fièvre, et en fut reprise sous le type quotidien. Quelques jours après, cette fièvre passa à l'état continu; elle en était guérie depuis huit jours, lorsque de nouveaux accès se sont manifestés depuis cinq jours sous le type tierce.

Au moment où nous vîmes la malade, elle se trouvait dans l'état où elle s'offrait depuis 24 heures. Nous crûmes que la fièvre passait à l'état continu, et se compliquait des symptômes gastriques.

Prescription de M. *Rullier* : chiendent miellé, orge citronné, orge tartarisé, lavement et cataplasmes émolliens, diète.

Le 13, apyrexie complète, persistance des symptômes gastriques et de la céphalalgie, pouls à 80.

Le 14, frisson hier, sueur, chaleur, pouls à 120. (*Même prescription*, plus un lavement avec décoction de quinquina, extrait mou de quinquina ʒ ß et quelques gouttes de laudanum.)

Le 15, point de frisson, même état; pouls à 104.

Le 16, frissons, sueur, chaleur, pouls à 96, soif. (*Même prescription.*)

Les alternatives d'accès et d'intermittences peu marqués se succédèrent jusqu'au 29 octobre. Alors M. *Rullier* résolut d'essayer le sulfate de quinine.

Le 29 octobre, frisson hier, chaleur sans sueur, langue humide, point d'appétit, soif, abdomen indolore, constipation, pouls à 92, face très-jaune. (Douze grains de sulfate de quinine en six pilules.)

Les 30 et 31, même état; les accès se renouvellent. (Dix-huit grains de sulfate de quinine en six pilules.)

Le 1er novembre, point d'accès hier, même état, symptômes gastriques, face jaune, pouls à 92. On diminue la dose du sulfate de quinine.

A partir de cette époque, la malade alla de mieux en mieux; la face déjaunit, l'appétit revint; déjà, le 5, le pouls était à 62, et le 15, elle sortit entièrement guérie.

Quelle dénomination, quelle formule pourrait représenter cette observation? La description que nous en faisons peut à peine donner une idée de l'obscurité de son type et de sa marche. Je le répète, devant le lit de la malade, il aurait été presque impossible de porter un diagnostic sans qu'il ne fût contredit à l'instant par d'autres excellentes raisons. Doit-on considérer la guérison de la maladie par le quinquina comme un éclaircissement de sa nature ? Au début, M. *Rullier* hésitait à administrer le quinquina par l'estomac, à cause de la présence des symptômes gastriques; plus tard il y eut recours, malgré ces symptômes, et s'en trouva bien.

XIVe GROUPE.

Dix ictères.

Sur dix malades affectés d'ictères, chez cinq, ce symptôme était tellement isolé, que nous fûmes obligés de le considérer comme effet principal et même unique de la maladie.

Dans trois autres cas, l'ictère coïncidait avec des douleurs dans la région du foie, et nous l'avons alors considéré comme un symptôme de l'affection du foie.

Une fois avec des pulsations du cœur très-développées.

Une fois avec un cancer du pylore, occupant l'embouchure du vaisseau biliaire dans le canal intestinal.

Dans les cas où l'ictère était simple, les malades n'ont été soumis qu'à de simples boissons émollientes, légèrement acidulées.

Dans les deux cas où nous soupçonnions quelques lésions du foie, des sangsues et des cataplasmes ont été appliqués.

Tous les malades ont guéri, excepté celui affecté du cancer de l'estomac.

XVe GROUPE.

Vers intestinaux.

Dix malades ont rendu des vers par les selles et par le vomissement. Chez deux seulement, la présence de ces animaux a pu être considérée comme circonstance principale de la maladie. Ils furent soupçonnés d'être cause des accidens, à la douleur pongitive de l'épigastre, et surtout parce que les malades en avaient déjà rendu antécédemment.

Les décoctions de fougère mâle, de semen-contra, de camomille romaine et de feuilles d'oranger, furent les boissons prescrites; on les accompagnait d'un ou de deux purgatifs huileux.

XVIe GROUPE.

Tumeurs abdominales.

Cinq femmes ont présenté des tumeurs abdominales, dont le siége n'a pu être examiné par la nécroscopie. Elles sont sorties avant d'être guéries.

Chez quatre, la percussion, la fluctuation et les circonstances commémoratives, nous engagèrent à considérer ces tumeurs comme des tumeurs enkystées de l'ovaire.

Chez une, la tumeur, mobile, indolente, me parut être un rein flottant, attaché à une sorte de meso-rein fourni par le péritoine, ainsi que je l'ai vu sur deux autres cadavres.

XVIIe GROUPE.

Huit congestions cérébrales.

Daubigny, ancien militaire en retraite, âgé de 45 ans, entré le 14 février; constitution robuste.

Depuis quelques jours il est pris d'une céphalalgie gravative et insupportable, de bourdonnemens d'oreilles avec surdité légère et otorrhée peu abondante. Toutes les autres fonctions sont en bon état. Le pouls est normal.

Il paraît avoir eu un peu de fièvre dans les premiers jours.

Prescription : 30 sangsues à l'anus, bains de pieds sinapisés, lavemens purgatifs.

Dès le lendemain de cette médication, le malade se trouva beaucoup mieux, et il sortit de l'hôpital parfaitement bien.

J'ai cité cette observation, pour indiquer quelles sont les affections que je range sous ce titre. Il serait, en effet, difficile de les qualifier autrement. Il est probable que ces accidens sont dus à un afflux de sang vers le cerveau.

Trois de ces malades avaient eu antécédemment des attaques d'apoplexie, ce qui confirme nos soupçons sur la nature de cette affection, une hémorrhagie étant la dernière conséquence des congestions.

Cet état s'est présenté chez trois femmes dans l'âge critique.

On s'en est rendu facilement maître, en s'y prenant à temps, par des saignées, des boissons tempérantes, et des révulsifs aux extrémités inférieures.

XVIIIe GROUPE.

Neuf céphalalgies.

Neuf fois des malades sont entrés dans nos salles, ne se plaignant que d'une céphalalgie très-désagréable.

Deux fois, un interrogatoire secret nous a fait soupçonner une cause vénérienne, et, chez une des malades, une éruption papuleuse syphilitique, survenue quelques jours après, nous aurait révélé ce que la malade aurait voulu cacher.

Dans un cas, M. *Rullier* crut trouver la cause de la céphalalgie dans le mauvais état des grosses molaires, qui toutes étaient cariées.

Enfin, dans les autres cas, comme dans le suivant, la cause et la nature du mal ont été insaisissables.

OBSERVATION.

Femme Brulée, âgée de 51 ans, marchande des quatre saisons; constitution affaiblie, entrée le 13 septembre.

Se plaint de douleurs de tête, vives, continues, et

les compare à des élancemens ; le sommeil et le travail de la malade en sont troublés. La douleur n'est pas plus vive la nuit ; elle augmente par le mouvement. Toutes les autres fonctions sont en bon état.

Cette femme est malade depuis quatre mois. La douleur, insensible au début, a continué de s'accroître. Elle a été plusieurs fois saignée, et deux fois émétisée. Elle affirme ne s'être jamais exposée à aucune infection vénérienne. Elle a cessé d'être réglée depuis quatre ans. Elle a eu quatre enfans.

Prescription de M. *Rullier* : Tilleul aromatisé, potion diacodée avec laurier-cerise, pilules de poudre de racine de belladone fraîchement préparée, un demi-grain; extrait de jusquiame, un demi-grain (3 pilules) ; lavement laxatif.

Le 16 septembre, la malade est dans le même état. (*Même prescription*, vésicatoire à la nuque.)

Les pilules furent portées à 3 grains de belladone et 3 grains de jusquiame pour 3 pilules. Sous leur influence, et sous celui des vésicatoires, la malade fut soulagée, et sortit le 5 octobre.

A quel praticien des cas pareils ne s'offrent-ils pas chaque jour, et comment les faire entrer dans les classifications fondées seulement sur l'anatomie pathologique ?

XIXe GROUPE.

Cinq manies aiguës.

De ces cinq cas, l'un a été cité dans les cas de coliques de plomb.

Une autre fut observé chez un malade qui offrait tous les symptômes d'une cachexie syphilitique.

Deux autres n'ont pu être ni interrogés ni long-temps observés ; car les malades qui tombent dans cet état sont immédiatement transférés à Bicêtre, à cause qu'ils troublent le repos des autres malades.

Le fait suivant a pu être mieux examiné.

La fille Baudoin, âgée de 33 ans, domestique, fut apportée à l'hôpital le 1er août.

Facies rouge, marmotement continuel, aucune réponse à toutes les questions et à toutes les exhortations, mouvemens libres; elle se recouvre avec soin, lorsqu'on veut la découvrir; langue tend à se sécher, ventre souple, point de dévoiement, peau chaude et moite, pouls à 64.

Elle porte un crucifix sur le sein. Les personnes qui conduisent la malade à l'hôpital nous apprennent que depuis trois semaines elle est d'une tristesse extrême; qu'elle a parlé plusieurs fois de se détruire, et qu'elle a montré quelques incohérences dans les idées; mais, depuis deux jours seulement, elle est tombée dans l'état où nous la voyons.

Prescription : Gomme, tilleul, compresses vinaigrées sur la tête, un demi-lavement avec deux gros de gomme ammoniaque, un scrupule assa-fœtida, un scrupule laudanum; potion gommée avec laurier-cerise.

Quatre jours entiers la malade est restée dans le même état, ne donnant aucun autre signe de relation avec le monde extérieur, qu'un sentiment de pudeur qui la porte à retenir les draps lorsqu'on veut examiner son ventre. Le 4 août, au soir, elle demande à parler à l'ecclésiastique de l'hôpital.

Le 5, elle répond à nos questions. Comme nous soupçonnions qu'elle était enceinte, elle répond négativement sur ce point. Elle accuse de la céphalalgie, langue naturelle, envies de vomir, abdomen tendu, douloureux à l'hypogastre et dans la région iliaque gauche, peau chaude, pouls naturel, col de l'utérus normal.

Elle ne se souvient pas de la dernière apparition de ses règles. (Seize sangsues à la vulve, *même prescription.*)

Les applications de sangsues, successives et décroissantes, furent répétées ; mais la malade resta dans le même état jusqu'au 17 août, jour de l'apparition des règles. Dès-lors elle entra en convalescence, et, le 22, elle sortit complètement guérie.

Ce cas fut qualifié par M. *Rullier*, de *vésanie hystériforme.* Il est probable que l'irrégularité de la menstruation y fut pour beaucoup. Si nous avions voulu rallier à l'aménorrhée tous les cas qui pourraient lui être rapportés, le nombre en aurait été extrême; car, chez les femmes, cette complication est, au fond, de toutes les maladies. Il faudrait pouvoir distinguer les cas où elle est cause, de ceux où elle est seulement effet.

XXe GROUPE.

Mal épidémique de Paris (3 *cas*).

Durant le cours des années 1828 et 1829, il régna dans Paris, une épidémie dont les accidens se manifestèrent surtout aux extrémités des membres, d'où les noms de *chiropodalgie*, affection *raphaniforme*, lui furent donnés.

M. *Rullier*, chargé de la consultation externe de l'hôpital de la Charité, eut alors occasion d'observer un grand nombre de malades atteints de cette épidémie.

Il leur distingua deux formes : la forme érythémateuse et la forme spasmodique et paralytique.

Cette épidémie disparut presque totalement en 1830; toutefois en 1831 cinq ou six cas se sont encore présentés à nous. Trois ont été admis à l'hôpital.

La saignée, au début, les bains sulfureux, les bains de vapeur, ont été employés sans apporter aucun soulagement notable.

L'opium, à l'intérieur, n'a pas été suivi de plus de succès.

Mais M. *Rullier* paraît avoir employé avec plus d'efficacité les frictions de l'axonge térébenthinacée.

Deux cas offrirent la forme érythémateuse.

Un, la forme paralytique.

Dans ce dernier, c'étaient le pouce, l'index et le médius qui étaient paralysés, c'est-à-dire, les doigts qui reçoivent leurs nerfs du médius. Dans d'autres, la paralysie était bornée à l'auriculaire et à l'annulaire, qui reçoivent leurs nerfs du cubital.

Chez une de nos malades, c'était chose singulière de voir l'habileté qu'elle avait acquise, de tout faire avec ses deux doigts sains : boire, manger, et même s'habiller, nouer ses cordons et son bonnet.

XXIe GROUPE.

De quelques autres affections qu'il n'a été possible de dénommer que par les symptômes.

Ces cas sont des cas individuels. Il serait trop long de les rapporter tous. D'ailleurs, par leur peu de gravité, ils offrent peu d'intérêt. Généralement les accidens étaient peu dessinés, et de là vient l'indécision. En voici un exemple :

Vieillard de 68 ans, journalier, constitution robuste, entre le 8 septembre; face calme, réponses justes, lentes, peu précises; langue tend à se sécher, abdomen indolent, constipation, urines faciles, pouls à 68; se plaint d'un sentiment de froid aux pieds et aux mains.

Il est dans cet état depuis trois semaines. J'étais porté à le considérer comme un hypochondriaque, ou comme un homme qui vient chercher à l'hôpital un asile; mais M. *Rullier*, qui a vu à Bicêtre beaucoup de vieillards, parut craindre le développement d'une affection cérébrale. Ces craintes ne se confirmèrent point. Après une application de 15 sangsues à l'anus, et quelques jours de diète et de repos, le malade sortit guéri.

Vingt-deux cas ont été rangés dans cette cathégorie, ou plutôt dans ce résidu de la clinique.

XXIIe GROUPE.

Cinq cas difficiles à classer et à dénommer, même après la mort.

Nous ne parlons pas de ces morts qui viennent à la suite de causes agissant d'une façon soudaine et instantanée, comme, par exemple, un coup, une syncope prolongée, une course poussée hors d'haleine, ou le chatouillement à extinction; l'esprit se laisse aisément persuader que la mort peut alors survenir sans laisser sur les organes aucune trace matérielle appréciable.

Mais il n'arrive que trop souvent, même après des maladies d'une assez longue durée, que l'on ne trouve aucune lésion qui explique la mort. Ces cas sont de grands désappointemens pour l'anatomie pathologique.

Plus souvent encore, les lésions trouvées ne sont pas en rapport avec les symptômes, et ne paraissent pas suffisantes pour rendre compte de l'extinction de la vie.

Mortier, blanchisseuse, âgée de 33 ans, entre le 8 novembre; constitution forte, malade depuis trois semaines; au début, céphalalgie, étouffemens, toux; se fait saigner. Elle a perdu ses règles depuis le mois de juillet 1831, époque à laquelle son mari fut tué dans nos troubles civils. Depuis, elle est toujours indisposée.

Le 9 novembre, face colorée, agitation, langue rouge à sa pointe, disposée à se sécher; soif, bouche mauvaise, point d'appétit, épigastre sensible sous la pression, constipation, toux fréquente, respiration pure, sonoréité égale des deux côtés, crachats muqueux, léger râle muqueux en haut, en arrière du poumon gauche; pouls à 120. (Saignée du bras, 12 sangsues à la partie postérieure du thorax, gomme violette miellée, potion gommée, lavement purgatif.)

La saignée donna un sang non couenneux; il y eut une légère amélioration dans l'état de la malade.

Le 12, le râle muqueux continuant à se faire entendre, la malade montrait un peu d'abattement. Le pouls était tombé à 108. (Nouvelle saignée.) M. *Rullier* croit à une broncho-pneumonie.

Le 14, même état, battemens du cœur développés, crachats légèrement rouillés, mêmes symptômes. (Nouvelle saignée.) Une amélioration eut lieu les jours suivans.

Le 17, face souffrante, colorée; langue lisse, humide; soif, vomissemens amers, épigastre très-sensible, constipation, toux fréquente, crachats muqueux, peau chaude et moite, pouls à 120. (Quinze sangsues à l'épigastre, mêmes tisanes.)

Le 18, même état, aggravement des symptômes de la veille. (Deux vésicatoires aux mollets.)

Le 19, les symptômes de la veille sont encore plus prononcés.

Le 20, face souffrante, langue lisse, rouge et sèche; peu de soif, point de vomissemens, région épigastrique très-sensible, point de dévoiement, toux, crachats muqueux, abondans; gros râle sibilant des deux côtés, peau sans chaleur. Elle a éprouvé hier quelques frissonnemens; pouls à 116, impulsion du cœur toujours très-forte. (*Même prescription.*)

Le 21, apparition d'un érysipèle à la face; même état du reste.

Le 22, l'érysipèle est d'un rouge pâle, et paraît être comme enrayé dans sa marche; coloration ictérique des conjonctives. L'érysipèle dura jusqu'au 24, sans qu'il survînt aucun autre changement dans l'état de la maladie.

Le 24, desquamation légère de la face, œdématie sous-cutanée, langue rouge et sèche, soif, vomissemens, sensibilité très-vive de l'épigastre, battemens du cœur développés, peau chaude et moite, pouls à 128, réponses nettes, justes; quelques mouvemens convulsifs dans les muscles de la face. (Seize sangsues au cou avec ventouses, sinapismes aux pieds, lavemens émolliens, gomme violette miellée.)

Le 25, pâleur extrême de la face. Les sangsues appliquées hier au cou, ont déterminé une abondante émission sanguine. Pouls irrégulier, impulsion du cœur très-forte, agitation extrême, réponses justes, langue sèche, pâle; épigastre toujours très-sensible, 48 respirations, peau froide. Elle est morte dans la journée.

Autopsie *le* 26. — Appareil cérébral sain, sans injection ni sérosité anormales; poumons pâles des deux côtés, presque exsangues; bronches violacées jusque dans les petites ramifications, et remplies d'une mucosité épaisse et adhérente.

Les parois du ventricule gauche sont légèrement hypertrophiées. Estomac rosé, et ramolli dans le grand cul-de-sac.

Coloration rouge dans l'étendue du petit intestin, sans développement des glandes de Peyer; foie jaune pâle, exsangue. Généralement les organes ont une coloration ictérique; rate, reins et matrice sains.

Comment classer cette affection, même après l'examen nécroscopique? L'altération des bronches était la plus marquée; mais les symptômes n'avaient pas été ceux d'une bronchite capillaire.

Pour quelques esprits peu soucieux d'une grande exactitude, cette affection pourrait être qualifiée de fièvre ataxique.

Remarquons cette série d'accidens si aigus, malgré des saignées répétées, et la marche de l'érysipèle, qui paraît être enrayée par quelque autre maladie interne.

En dernier lieu, la malade a-t-elle succombé à la petite hémorrhagie qui succéda à l'application des seize sangsues ?

Des cas pareils sont du nombre de ceux dont il nous est permis d'espérer, un jour, l'éclaircissement. Ils seront moins fréquens à mesure que l'anatomie pathologique fera des progrès ; mais, dans l'état actuel de la science, ce sont des problêmes que les médecins peuvent se proposer entre eux.

En terminant la première partie de cette *nomenclature clinique*, qu'il nous soit permis de rappeler que nous n'avons pas prétendu établir des groupes fixes, immuables, irrépréhensibles ; tout au contraire, nous avons agi avec indécision ; nous avons fait la part du doute, ne trouvant pas, dans les livres des auteurs, des lumières qui pussent mieux éclairer nos diagnostics. L'envie de préciser le siége et la nature des maladies, les porte trop souvent à généraliser des cas différens ; enfin, si nous étions trop vivement pressé, nous nous couvririons de ces paroles de M. *Andral* : « Qu'on nous taxe, si l'on veut, « d'hésitation, d'incertitude de doctrine, nous serons « peu sensible à ce reproche ; car nous pensons qu'il ne « convient pas d'être plus affirmatif dans un livre qu'on « ne l'est près du lit des malades, et nous plaignons sin- « cèrement l'aveuglement et la prévention de ceux qui, « dans l'application pratique, regardent comme résolues « les questions que nous venons d'agiter. »

En fait de science, l'homme est né dogmatique, et il est bien plus difficile d'être pyrrhonien (FONTENELLE).

IIe PARTIE.

DES AFFECTIONS QU'IL EST POSSIBLE DE DÉNOMMER PAR LEUR SIÉGE ET PAR LA NATURE DES LÉSIONS.

Les meilleurs praticiens commettent beaucoup d'erreurs; nous ne devrions, à la rigueur, placer dans cette partie que les observations complétées et contrôlées par la nécroscopie, de même que les botanistes, pour classer une plante, attendent son entier développement. Néanmoins, nous avons cru pouvoir faire usage de nos cas de guérison, toutes les fois que l'analogie nous a paru suffisante.

AFFECTIONS CÉRÉBRALES.

Méningites.

Nous n'avons jamais observé les affections des méninges comme affections isolées, *exquises*, et comme causes uniques de la mort. Toutes les fois que les épanchemens séreux ou purulens de l'arachnoïde, ou les conjestions sanguines des vaisseaux, se sont offerts à nous, ils compliquaient quelque autre maladie. (Voir surtout les cas de dothinentérite et ceux de phthisie.)

Apoplexies, ou *Hémorrhagies cérébrales*.

Neuf malades ont été apportés à l'hôpital comme atteints d'apoplexie.

Il était toujours fort difficile, d'après les commémoratifs, la plupart des malades ne parlant point, de constater si les symptômes qu'ils offraient étaient dus à une hémorrhagie cérébrale ou à un ramollissement du cerveau.

Dix autres malades, venus pour d'autres causes à

l'hôpital, offraient des restes de paralysies, indices d'anciennes apoplexies.

L'examen des symptômes, chez les sujets qui n'ont pas succombé, est d'accord avec toutes les observations connues. Nous les avons vus disparaître lentement chez la plupart des malades, c'est-à-dire, que le mouvement revenait peu à peu aux parties paralysées, et cette observation est d'accord avec la découverte de cinq petits kystes trouvés en d'autres rencontres chez des sujets morts par d'autres affections. La présence de ces petits kystes indiquait la résorption complète de l'épanchement sanguin, et la possibilité de la guérison de l'apoplexie; fait aujourd'hui incontestable.

Quatre malades ont succombé.

Une femme, les deux premiers jours qu'elle fut à l'hôpital, pouvait encore remuer son bras droit; elle ne fut pas saignée. Le troisième jour, paralysie complète, et mort au bout de deux heures. On trouva un vaste épanchement dans le lobe moyen gauche avec pénétration dans les ventricules. N'est-il pas probable que l'hémorrhagie s'est faite à deux reprises, et que la saignée aurait empêché la seconde de se renouveler?

Chez un autre malade, membre de la famille de Napoléon, et qui mourut à l'hôpital, en exemple nouveau des vicissitudes de la fortune, nous trouvâmes dans le cervelet un épanchement considérable, sans qu'il eût présenté aucun symptôme spécial.

Chez un troisième sujet, l'apoplexie, fort considérable, succéda à une attaque d'épilepsie, affection à laquelle le malade était sujet depuis long-temps. Il était âgé de 25 ans, et nous offrit les marques d'une hypertrophie du cœur fort avancée. Nous trouvâmes aussi dans le cerveau cinq petits kystes qui indiquaient des apoplexies antécédentes. En effet, le malade en avait accusé trois pendant la vie. Cette observation tendrait à prouver que les accès d'épilepsie peuvent n'être que des congestions cérébrales momentanées, comparables aux congestions de la rate dans les fièvres intermittentes. Chaque accès ne serait qu'une congestion avortée sans épanchement.

Le fait suivant paraît être un fait exceptionnel aux idées généralement admises aujourd'hui sur la nature de l'apoplexie cérébrale.

Un malade, qui était dans nos salles, attendant son tour de réception à Bicêtre (1), parce qu'il était atteint d'une paralysie complète des membres inférieurs, que nous attribuions à une affection de la moelle, fut pris tout d'un coup d'accidens qui dénotaient une affection de la substance cérébrale (paralysie de tout le côté gauche, avec contracture des membres inférieurs, gêne de la parole). Nous croyions à l'existence d'un ramollissement ou d'une apoplexie; mais l'autopsie ne révéla aucune altération, ni dans les méninges ni dans la substance cérébrale. La moelle épinière ne fut pas examinée avec assez de soin; deux coups de marteau nous firent perdre une partie du résultat de cette observation.

Etait-ce une apoplexie nerveuse? Que de motifs pour ne pas se hâter de porter un diagnostic, puisque dans les cas où le diagnostic paraît le mieux établi, il est encore possible d'être démenti par l'autopsie (2)!

Un autre cas remarquable, rangé parmi les apoplexies,

---

(1) Il y a un grand abus dans nos hôpitaux sur le mode d'admission à Bicêtre : les droits de l'âge, des infirmités, et même de l'inscription par les médecins du Bureau central, ne suffisent pas; il faut encore quelques hautes protections.

(2) A l'occasion de ce malade, M. *Rullier* nous fit observer qu'il avait vu, dans un grand nombre de cas, ce double fait d'altérations organiques du cerveau et de la moelle épinière sans lésions de fonctions, et de lésions de fonctions indépendantes de toute altération organique appréciable du cerveau et de la moelle épinière.

est celui d'un anglais, de 30 ans environ, interprète à Paris, qui fut trouvé paralysé de tout le côté gauche, avec perte complète de la parole, le lendemain matin d'un repas, où il avait bu force vin de Champagne.

Le mouvement revint assez promptement aux membres paralysés; mais la parole fut plus longue à revenir. Cependant peu à peu il proféra quelques mots; lorsqu'on lui adressait des questions, il les comprenait parfaitement, et ne semblait éprouver d'autre embarras que celui de trouver des mots pour y répondre; puis il articula des phrases, mais beaucoup mieux en anglais qu'en français; chose bizarre, il en retranchait les articles, quelquefois les verbes, n'employant que les mots indispensables pour se faire comprendre (1).

Comme cet homme nous offrait les traces d'une éruption syphilitique pustuleuse, M. *Rullier* crut devoir attribuer les symptômes apoplectiques à cette influence; il prescrivit en conséquence un traitement sudorifique et mercuriel pendant deux mois. C'est durant ce traitement que l'état du malade s'est amélioré (2).

Observation.

Affection cancéreuse du cerveau. — Mort.

Une femme se faisant appeler la comtesse *Oglou*, auteur de quelques mauvais romans, âgée de 35 à 40 ans environ, fut portée à l'hôpital le 5 octobre, jour de ma garde.

Sa face était vultueuse; elle ne répondait à aucune

---

(1) J'ai vu à l'Hôtel-Dieu, en 1828, dans le service de M. *Dupuytren*, une femme qui parlait aussi sans verbes ni articles; son langage ressemblait assez au langage *créole* des colonies.

(2) M. *Rullier* a retiré également un grand avantage du traitement anti-vénérien dans un cas d'hémiplégie avec lésion de la parole. Ce fait a été consigné par lui dans les Bulletins de la Société de l'École.

question; les membres étaient dans un état d'irrésolution, la peau chaude, le pouls fréquent; *elle fumait sa pipe.* Je lui pratiquai une saignée.

J'appris de ceux qui nous l'apportèrent, qu'ayant été abandonnée d'un garde-du-corps, son amant, à cause d'une incontinence d'urine et de la suppression d'une petite pension qu'elle touchait sur la cassette du roi Charles X, elle avait donné quelques symptômes d'aliénation mentale, et, depuis deux jours, elle était tombée dans l'état où nous la voyions.

Le 6 octobre, air hagard, aucune réponse, mouvemens libres des membres, sensibilité lorsqu'on la pince, langue humide, limoneuse; vomissemens, épigastre sensible, point de dévoiement, peau sans chaleur, pouls à 124. (Petit-lait, 24 sangsues aux angles des mâchoires, sinapismes, lavemens laxatifs.)

Le 7 octobre, même état, émission involontaire des urines, mâchoires serrées, pouls à 140, mouvemens des membres.

Mort à 9 heures du soir.

Nécropsie. — Arachnoïde injectée, veines arachnoïdiennes gorgées de sang, substance cérébrale généralement molle, surtout vers les parties centrales, qui se déchirent avec facilité. Dans le lobe strié gauche, à droite, il existe un ramollissement jaune serin, d'un pouce environ, au centre duquel est une substance grisâtre, élastique, dure, de la grosseur et de la consistance d'une glande indurée, et offrant l'aspect d'un tissu squirrheux; il n'était pas possible de confondre ce tissu avec le tuberculeux, qui est jaune.

Les cavités du cœur sont très-dilatées, les parois en sont minces, nullement ramollies. Les autres organes sont à l'état sain.

Il est probable que la lésion anatomique trouvée

après la mort, existait depuis long-temps, et nous regrettons de n'avoir pu observer davantage la malade. Notons surtout qu'elle nous sembla, jusqu'au dernier instant, conserver la liberté de ses mouvemens; la parole seule lui manquait.

Traitement.

Le traitement de l'apoplexie a consisté en saignées locales et générales, répétées plusieurs fois; en applications révulsives sur les membres inférieurs, et dans l'administration du tartre stibié en lavage.

Une fois, comme nous l'avons dit, M. *Rullier* tenta l'essai d'un traitement anti-syphilitique.

Quatre affections de la moelle épinière.

Quatre cas de paralysie des membres inférieurs ont été attribués à des lésions de la moelle épinière; mais ce diagnostic n'a pu être confirmé par l'examen cadavérique. Les malades sont sortis.

Dans un de ces cas, il existait une gibbosité. Aucun traitement particulier n'a été essayé, excepté dans un cas, qu'il a été pratiqué des frictions avec l'alcohol de noix vomique. La malade avait recouvré le mouvement d'une manière assez notable, lorsque je quittai le service. Ces frictions déterminèrent des soubresauts de tendons fort désagréables, et une céphalalgie très-intense.

AFFECTIONS DU POUMON.

Soixante bronchites, dont trois morts.

Nous n'avons point rangé sous ce diagnostic tous les malades qui ont offert de la toux et des crachats; le nombre en aurait été infiniment plus considérable. Mais nous avons choisi la *bronchite*, pour dénommer la maladie, toutes les fois que les signes de cette affection dominaient assez pour fixer l'attention et la détourner des autres symptômes. Autrement, comment faire ?

Bien que l'examen anatomique ne démontre sur le cadavre des différens sujets morts avec des bronchites, aucunes variétés bien notables dans la lésion des bronches ; il est certain que pendant la vie différens aspects de la secrétion et d'autres circonstances symptomatiques, offrent des caractères assez marqués pour autoriser la distinction de la bronchite en plusieurs espèces différentes.

C'est pourquoi, à l'exemple de *Laennec*, nous avons distingué, sans adopter encore aucune base fixe :

	Hommes.	Femmes.
Des bronchites simples.	4	4
Des bronchites aiguës épidémiques, ou grippes.	16	7
Des bronchites chroniques..	6	2
Des bronchites pituiteuses.	4	2
Des bronchites sèches.	2	»
Des bronchites capillaires.	2	1
Des bronchites suspectes.	7	4
	60	

La première espèce de bronchites aiguës simples ne nous a offert aucune observation remarquable. La bronchite était aussi souvent une bronchite chronique passée à l'état aigu, qu'une bronchite aiguë primitive.

Quant à la seconde, tout le monde sait que vers la fin de mai et le courant de juin de l'an dernier, il régna dans Paris une épidémie principalement sous forme de bronchites. Cette épidémie ayant eu un caractère spécial, ne peut être que signalée ici, et devrait être traitée à part.

Qu'il nous suffise de dire que toutes les fois qu'elle se manifesta sous forme de bronchite, elle fut remarquable par le malaise et la prostration des forces dès le début, par une grande intensité des symptômes fébriles pendant sa marche, et sur son déclin, par des sueurs très-abondantes (1).

Deux fois seulement elle fut poussée jusqu'à la pneumonie, et une fois nous avons cru devoir la considérer comme cause de mort.

Les bronchites chroniques n'ont été considérées comme telles, que lorsque, par leur durée, l'absence de tous signes stéthoscopiques, après des auscultations réitérées, et enfin par d'autres circonstances telles que l'âge des malades, etc., nous avons été détournés de la pensée de les considérer comme des phthisies.

Au contraire, nous avons considéré comme bronchites suspectes, voilant peut-être la phthisie, toutes celles qui, par l'auscultation, l'aspect des malades, leur âge, nous offraient quelque sujet de doute.

Nous devons dire que, grâce à l'auscultation, jamais l'autopsie ne nous a révélé quelque grande méprise commise par nous entre des phthisies confirmées et des bronchites chroniques.

Nous n'avons pu nous dispenser d'admettre des bronchites pituiteuses. Six malades en effet nous ont présenté, avec de la toux, une expectoration abondante d'un flux salivaire semblable à du blanc d'œuf battu, et dans lequel nageaient seulement quelques flocons muqueux. Cette espèce est très-fréquente chez les vieillards (2).

Les bronchites sèches étaient caractérisées par une toux très-fatigante, une oppression visible et un râle

---

(1) Caractère adynamique de la grippe parisienne. Il pourrait être rapproché de celui du choléra.

(2) M. *Rullier* a eu mille fois occasion de l'observer à Bicêtre, se reproduisant par accès, avec les caractères de l'asthme dit humide.

sibilant très-marqué, sans qu'il s'y mêlât aucune expectoration aux différentes époques de la maladie.

Quant aux bronchites capillaires, je crois devoir en citer ici un exemple : car je pense que ce sont les seuls cas dans lesquels la bronchite peut être considérée comme mortelle par elle-même, sans accompagnement de pneumonie ni d'aucune autre complication. Sa gravité résulte de son étendue.

Observation.

Râle sibilant très-marqué. — Expectoration tardive. — Oppression mortelle. — État des poumons et des bronches.

Femme Martin, âgée de 41 ans, boursière, entre le 5 mars; constitution robuste, face tuméfiée, rouge; respiration anxieuse, sans expectoration; toux convulsive, râle sibilant très-prononcé, simulant, suivant l'expression métaphorique de M. *Récamier*, un bruit de tempête; rythme du cœur normal, peau sans chaleur, pouls sans fréquence.

Cette femme, en proie à des chagrins, s'est jetée hier dans la Seine, au pont d'Iéna; elle en a été retirée dix minutes après; puis elle a été saignée et conduite à l'hôpital. (Saignée du bras, 40 sangsues à la partie postérieure du thorax; ventouses, eau de gomme, sinapismes, lavement purgatif.)

La saignée donna un sang non couenneux. La malade parut un peu soulagée; mais la toux et le râle sibilant persistaient. (Nouvelle application de 40 sangsues.)

Le 11 mars, sixième jour de son entrée, elle commença à expectorer quelques crachats muqueux. Le lendemain les crachats paraissaient teints de sang. Une nouvelle saignée fut pratiquée, et suivie de l'application d'un vésicatoire.

Les crachats augmentèrent de jour en jour, au point

de simuler ceux d'une phthisie avancée. Le râle sibilant se fit entendre; il s'y joignit du râle muqueux, et le pouls redoubla de fréquence. Vainement la saignée et les vésicatoires furent répétés.

Le 24 mars, elle était dans le même état que les jours précédens, seulement l'oppression était extrême et portée jusqu'à l'orthopnée. Elle mourut dans la nuit.

Nécropsie. — Poumons très-développés, bosselés et emphysémateux à leur surface, crépitans, surnageant lorsqu'on les plonge dans l'eau. Si l'on y pratique une incision, il s'en échappe une abondante quantité de sérosité spumeuse. Le tissu en est ferme, résistant aux doigts, et n'offre aucune trace d'hépatisation.

Les bronches sont d'un rouge violacé jusque dans les plus petites radicules qui peuvent être examinées. Elles sont toutes engouées par une matière muqueuse fort épaisse.

Le cœur est flasque, mais décoloré.

Tous les autres organes sont à l'état sain.

Quant aux complications de la bronchite, elles seraient fort nombreuses, si nous voulions considérer comme telles tous les cas dans lesquels il existe des bronchites indépendamment de quelqu'autre affection prédominante.

Une légère bronchite, aussi bien que la céphalalgie et les symptômes gastriques, est un lieu commun d'une infinité de maladies, et paraît être toujours en rapport avec l'intensité de l'état fébrile.

Traitement.

Les saignées et les applications locales de sangsues ont toujours produit quelque amélioration dans l'état des malades, principalement dans les cas de bronchite aiguë et de bronchite épidémique. Son effet était, dans ce dernier cas, instantané. Nous voyions enlever comme avec la main la céphalalgie et l'agitation par lesquelles les malades étaient tourmentés.

Les vésicatoires mis vingt-deux fois, n'ont déterminé, dans aucun cas, quelque surexcitation appréciable.

Les boissons pectorales ordinaires et des potions gommées étaient prescrites journellement. Assez ordinairement on ajoutait dans les potions une once ou une demi-once de sirop diacode, et un ou deux grains de kermès minéral, comme *incisif expectorant*.

Dans 22 cas de bronchites chroniques, la dose de kermès a été poussée j'usqu'à 15, 20 et même 38 grains; et dans aucun je n'ai apprécié aucune modification dans les crachats, ni aucune action sur le tube digestif (1).

Les purgatifs huileux donnés à sept malades, à des intervalles réglés et successifs, m'ont semblé quatre fois produire une diminution notable dans la sécrétion catarrhale.

Quatre fois la pommade stibiée a été essayée en frictions sur le thorax, et trois fois une amélioration survenue dans l'état des malades, a pu, avec juste raison, lui être attribuée. Dans deux cas, son emploi a été suivi de vomissemens (2).

Enfin, dans les cas de bronchites avec toux très-fatigante, les pilules suivantes ont eu quelque avantage :

Poudre de racine de belladone extemporanément
préparée. . . . . $\frac{1}{2}$ gr.
Extrait de jusquiame noir. $\frac{1}{2}$ gr. pour 3 pilules.

---

(1) J'ai vu M. *Chomel* porter ce médicament, dans sa clinique, jusqu'à la dose de 90 grains, sans aucun effet. Croyant que le kermès de l'hôpital pouvait être altéré, il en fit venir de la pharmacie de M. Pelletier, et celui-là ne fut pas plus efficace.

(2) Fait qui s'est présenté souvent à M. *Rullier*.

La dose de chacune de ces substances était augmentée chaque jour, et, dans trois cas, elles ont été chacune portée à quatre grains pour trois pilules.

Mais généralement les pilules d'opium muqueux, à la dose d'un demi-grain à un grain entier, m'ont paru plus efficaces contre ces toux déchirantes.

Vingt-cinq pneumonies. Sept morts.

Même les cas guéris ont été généralement assez graves.

Les signes fournis par l'auscultation, nous ont toujours beaucoup servi, non-seulement pour fixer le diagnostic, mais aussi pour apprécier la marche de la maladie (1).

Dans deux cas, l'absence de la toux, l'aspect des crachats, et même la présence de quelques symptômes gastriques, nous auraient fait prendre le contre-pied, et chercher une affection gastro-intestinale, si nous n'avions ausculté les malades, et reconnu du râle crépitant et d'autres signes de la pneumonie.

Dans quelques autres, la cessation complète des symptômes physiologiques de la lésion du poumon et de tout l'appareil fébrile, aurait fait croire à la guérison parfaite des malades; mais l'auscultation nous apprenait que le poumon n'était pas revenu à son état naturel, et qu'il fallait user encore de ménagemens. Ce n'est pas que je pense, comme quelques élèves de *Laennec*, que tant que le râle crépitant persiste, la pneumonie existe encore. Je crois que le *ronchus crepitans redux* de *Laennec*, n'est pas la pneumonie revenue au premier degré, mais un état œdémateux du parenchyme pulmonaire, qui succède à la congestion inflammatoire.

Généralement, les malades atteints gravement de

(1) Ils ne nous ont manqué que dans deux cas : les autres symptômes ordinaires de la pneumonie existaient.

pneumonie, n'offraient pas, à leur sortie de l'hôpital, une respiration aussi étendue du côté qui avait été malade, que de celui qui était sain. Il est probable que le poumon reste long-temps encore peu perméable. Cette conjecture, inspirée par l'auscultation, a été confirmée par l'autopsie de la femme Burton. (Voir plus bas.)

Quatorze hommes, dont un mort.

Onze femmes, dont six mortes.

Cette grande disproportion de la mortalité parmi les femmes, indiquerait-elle que cette affection est plus grave chez elles?

La pneumonie existait treize fois à droite.

Onze fois à gauche.

Une double.

L'observation des symptômes de la pneumonie a confirmé pour nous toutes les observations des auteurs.

Parmi les cas suivis de mort, les suivans nous ont paru remarquables par leurs complications.

Ire OBSERVATION.

Pneumonie, érysipèle et méningite.

Burton, 44 ans, couturière, entrée le 25 février; constitution moyenne, malade depuis dix-huit jours; au début, frisson, fièvre, crachement de sang; s'alite le quatrième jour; le sixième, elle prend un émétique; depuis, le mal a toujours été en s'aggravant.

Le 26 février, pommettes colorées, respiration anxieuse, parole entrecoupée; la toux éveille une douleur au côté gauche; crachats abondans, visqueux, verdâtres; céphalalgie, faiblesse, chaleur à la peau, pouls à 84; percussion douloureuse à la partie postérieure et inférieure gauche, matité du son, souffle bronchique, râle crépitant, égophonie très-marquée, langue naturelle, constipation.

Prescription : Saignée de 10 onces, 30 sangsues au côté gauche, petit-lait édulcoré, lavemens émolliens, looch blanc.

Le 27, la saignée donna: sang, deux tiers sérosité, un tiers caillot très-dense, avec couenne très-épaisse. Il y eut une amélioration notable. (Trente nouvelles sangsues avec ventouses au côté gauche.)

Le 28, l'amélioration persiste, toux et oppression moindres, mêmes signes stéthoscopiques. (Vésicatoire au côtégauche, looch blanc avec 1 grain kermès minéral.)

A partir de ce moment, la malade parut aller de mieux en mieux; les accidens généraux avaient cessé. Elle était sans fièvre, sans toux; et, sans l'auscultation, nous eussions pu la croire en pleine convalescence; mais celle-ci indiquait toujours les mêmes signes.

Le 5 mars, frissons, hier vomissemens, langue naturelle, somnolence, soif, un peu plus d'oppression. (*Même prescription*, sinapismes mitigés.)

Le 6, vomissemens, développement d'un érysipèle autour du vésicatoire placé sur le côté. (Faire sécher le vésicatoire, petit-lait, lavemens laxatifs avec miel de mercuriale.)

L'érysipèle affecta une marche ambulante, parcourut le côté gauche du thorax, le cou et toute la face; partout il se termina sans desquamation, et par une infiltration œdémateuse du tissu cellulaire sous-jacent.

Le 22 mars, l'érysipèle a disparu; nouvelle amélioration, point de crachats, peu de toux; mais la percussion est toujours mate à gauche, et l'auscultation fait entendre du souffle bronchique avec résonnance de la voix. (Purgatif huileux.)

Jusqu'au 5 avril, la malade nous parut entrer en convalescence; mais, ce jour-là, elle fut reprise de vomissemens, la peau devint plus chaude, et le pouls plus fréquent.

Ces accidens se calmèrent de nouveau. Cependant les vomissemens avaient lieu de temps en temps.

Le 19 avril, soif, vomissemens, langue blanchâtre, dévoiement, trouble dans les idées, quelques crachats, mêmes signes stéthoscopiques. M. *Rullier* soupçonne alors une affection cérébrale. La malade paraît trop faible pour recourir à une médication énergique.

Les symptômes s'aggravent.

Le 26 avril, idées troubles, absence de mémoire, réponses incohérentes, yeux hagards, rotation continuelle de la tête, pouls faible et petit.

Mort le 28.

Autopsie. — Arachnoïde pâle et décolorée, infiltration du tissu cellulaire sous-arachnoïdien, cerveau pâle, exsangue, ventricules distendus par cinq onces de sérosité environ.

Poumon droit très-petit, à l'état normal, excepté au sommet, où nous trouvons deux tubercules à l'état crétacé.

Poumon gauche, sain dans son lobe supérieur, mais l'inférieur est aplati, dense, serré, très-différent par son aspect du lobe sain; on dirait le poumon d'un fœtus qui n'a pas encore respiré.

Tous les organes abdominaux à l'état sain.

L'estomac, malgré les vomissemens, n'offre aucune trace de ramollissement, et les intestins, malgré le dévoiement, aucune altération.

Cette observation est surtout remarquable par la succession de ces trois grandes phlegmasies : pneumonie, érysipèle et méningite.

IIe OBSERVATION.

Pneumonie droite. — Inflammation de la membrane interne du cœur. — Œdème de la substance cérébrale.

Buson, matelassière, 68 ans, entrée le 19 mars; constitution moyenne, malade depuis le commencement de l'hiver; gêne de la respiration; mais, depuis trois semaines surtout, l'oppression a beaucoup augmenté. Elle a de la fièvre.

Le 17 mars, face et extrémités des membres violacées, ne peut rester que sur son séant, gêne extrême de la respiration, point de toux ni de crachats, œdème des jambes, bruit du cœur sourd, s'entend dans tous les points du thorax; sonoréité du thorax moindre à gauche inférieurement et postérieurement, souffle bronchique, râle sous-crépitant muqueux, du même côté; pouls misérable.

M. *Rullier* diagnostiqua affection du cœur ancienne, et pneumonie récente.

Prescription : Petite saignée du bras, 25 sangsues au côté droit, deux vésicatoires aux cuisses, sinapismes aux mollets, lavement laxatif, eau de gomme, potion gommée, oxymelée avec kermès minéral, 1 gr.

La saignée donna un huitième sérosité, sept huitièmes caillot mou avec crême légère. Il y eut, jusqu'au 22 mars, une légère amélioration dans les symptômes; la malade parut surtout moins oppressée.

Le 25, assoupissement continuel, impulsion du cœur violente, pouls veineux de la jugulaire externe droite, pouls artériel inappréciable. (Vésicatoire sur la poitrine.)

Morte le soir, sans agonie.

AUTOPSIE, 36 *heures après la mort.* — Méninges très-injectées, état œdémateux de la substance cérébrale;

elle est si molle, qu'elle se déchire lorsqu'on l'abandonne à son propre poids; en la pressant, on en fait exsuder de la sérosité. La voûte à trois piliers est presque réduite en bouillie.

Hépatisation du lobe supérieur du poumon droit, cœur volumineux, gorgé de sang; aucun obstacle aux orifices aortique et auriculo-ventriculaire, surface interne du cœur violacée, recouverte d'une fausse membrane blanchâtre, épaisse d'une demi-ligne, et qui s'enlève par le scalpel.

Tous les autres organes sont sains.

Cette triple affection du poumon, du cœur et du cerveau, n'a pu être caractérisée pendant la vie que par l'état du poumon. Qui aurait pu diagnostiquer les deux états où nous avons trouvé le cœur et le cerveau?

L'œdème du cerveau, affection encore non décrite, complique souvent les maladies aux approches de la mort, et quelquefois existe aussi primitivement.

IIIe OBSERVATION.

Pneumonie gauche. — Péricardite méconnue pendant la vie.

Jandret, couturière, entrée le 1er janvier 1831, 37 ans; constitution détériorée.

Le 2 janvier, face colorée, point de sommeil, point de toux, quelques crachats verdâtres, pneumoniques; aucune douleur du côté, point d'oppression, langue rouge à la pointe, sèche et noire au milieu; soif vive, abdomen sensible dans les régions iliaque gauche et épigastrique, peau chaude et sèche, pouls fréquent et petit.

Cette femme est malade depuis quinze jours; mais elle est d'une mauvaise santé habituellement; elle répond peu aux questions qu'on lui adresse.

Déjà on diagnostiquait une affection gastro-intestinale, lorsqu'ayant ausculté la malade, je reconnus un peu de matité de son avec des bulles de râle crépitant. Malgré la faiblesse de la malade, M. *Rullier* prescrivit une petite saignée du bras, douze sangsues sur la partie latérale de la poitrine avec ventouses, potion gommée, diacodée, gomme violette miellée.

La saignée donna un sang couenneux; les symptômes de la pneumonie continuèrent à s'aggraver, malgré une nouvelle application de sangsues, et deux vésicatoires placés en avant et en arrière de la poitrine, du côté malade.

Le 5 janvier, la malade était dans l'état suivant :

Facies abattu, jaune, langue noirâtre, peu de toux, quelques crachats muqueux, souffle bronchique, matité du son du côté gauche du thorax, trouble dans les idées, point de dévoiement, pouls très-fréquent.

Le 6, morte à six heures du matin.

Autopsie, 26 *heures après la mort.* — Poumon gauche à l'état d'hépatisation grise dans son lobe supérieur et inférieur. Le droit est sain.

Péricarde distendu par de la sérosité; le feuillet qui recouvre le cœur est caché sous une fausse membrane épaisse, diffluente, et d'une date assez récente. Cœur sain.

Les autres organes sont sains.

Il est probable que cette péricardite est survenue dans les derniers instans de la vie; mais comment la soupçonner?

Parmi les autres complications de la pneumonie, nous avons remarqué un rhumatisme général, avec épanchemens de pus dans différentes articulations, ou plutôt la pneumonie semblait être le résultat de la résorption du pus de ces épanchemens. Après la mort, nous trouvâmes différens petits abcès sous la plèvre et dans le tissu pulmonaire hépatisé.

Les symptômes gastriques ont existé dix fois.

La diarrhée, deux fois au début, et deux fois aux approches de la mort, dont une fois chez le sujet mort de résorption purulente; chez celui-là seulement, nous trouvâmes, dans l'intestin, des rougeurs qui expliquaient la diarrhée.

Hémoptysie, trois fois.

Epistaxis, une fois.

Un œdème des membres, chez un homme qui offrait en même temps les signes d'une hypertrophie du cœur.

Trois malades ont accusé des sueurs en assez grande abondance pour attirer l'attention. Chez un, la persistance de cette sécrétion, pendant la convalescence, obligea de recourir à l'emploi de l'extrait mou de quinquina dans une potion gommée.

Traitement.

Le traitement de la pneumonie a consisté en saignées générales et locales largement employées, auxquelles on faisait succéder l'application de vésicatoires, lorsque les accidens généraux étaient calmés.

Une amélioration presque instantanée a toujours suivi l'effet des saignées; et, dans deux cas seulement, les vésicatoires ont paru déterminer une légère stimulation dans le paroxysme vespéral.

Faut-il attribuer au vésicatoire l'érysipèle développé chez la femme Burton, 1re obs. ?

Le tartre stibié n'a été essayé que dans deux cas trop désespérés pour qu'on en pût tirer quelques conclusions défavorables.

Les tisanes favorites de M. *Rullier*, dans la pleurésie et la pneumonie, sont les solutions de gomme et le petit-lait.

Je l'ai vu, dans trois cas graves, employer la décoction de polygala, mais sans aucun effet avantageux.

Quarante-huit phthisies.

Hommes 25. — Femmes 23. — Morts 25.

I. Le nombre des phthisies, dans nos salles, aurait été bien plus considérable, si nous eussions gardé toutes celles qui se présentaient pour y être admises; nous en eussions été bientôt surchargés. La position de ces malades est vraiment pitoyable : c'est à qui des médecins ne les voudra pas recevoir. La longueur de leur affection, le peu d'espoir de les guérir, en rendent l'étude presque sans intérêt. Ainsi, les malheureux phthisiques se trouvent chassés d'hôpitaux en hôpitaux, jusqu'au moment où leurs jambes ne peuvent plus aller. Alors, la perspective d'une prochaine autopsie leur donne quelque valeur, et les fait conserver. Il serait bon que l'administration des hôpitaux prît quelques mesures dans l'intérêt de l'humanité.

II. *Ages.* — De 15 à 20 . . . . 5.
De 20 à 30 . . . . 25.
De 30 à 40 . . . . 10.
De 40 à 50 . . . . 2.
De 50 à 60 . . . . 2.
De 60 à 70 . . . . 3.

Femmes,

III. *Métiers.* — 12 travaillaient dans le linge.
5 étaient marchandes.
2 domestiques.
2 polisseuses sur métaux.
1 blanchisseuse.
1 brocheuse.
2 rentières.

Hommes.

3 peintres et broyeurs de couleur.
4 tailleurs.
2 cordonniers.
3 commissionnaires et journaliers.
2 imprimeurs.
2 horlogers.
2 tourneurs.
2 maçon et carrier.
1 sellier.
1 perruquier.
1 papetier.

IV. Quant à la constitution des malades, elle était généralement faible et détériorée; mais, dans cinq cas, elle nous a semblé forte, robuste; et, dans les premiers temps de la maladie, nous n'aurions jamais pensé, de première vue, que les malades fussent atteints de phthisie.

V. L'histoire des symptômes et des altérations pathologiques de la phthisie est trop connue pour que nous songions à la refaire ici d'après nos quarante-huit observations; mais il n'est jamais sans utilité d'ajouter une voix dans des questions encore indécises.

VI. Vu l'état actuel de la médecine, il semble que les médecins n'ont plus qu'une chose à faire, c'est de concentrer leur attention dans l'étude de la phthisie, sur le début de cette affection. C'est à cette époque que l'on peut concevoir quelque espérance de combattre le mal avec efficacité; mais un pareil travail ne saurait être fait dans un hôpital. Les malades n'y viennent qu'à la dernière extrémité. Leur récit est diffus, et rarement mérite d'être pris en considération; presque tous traitent leur maladie de *rhumes négligés*, *vieux rhu-*

mes. Il y en a bien peu chez lesquels la maladie paraît avoir succédé à une affection franchement aiguë.

VII. Trente-cinq malades sur quarante-huit éprouvèrent des hémoptysies avant ou pendant leur séjour à l'hôpital. Généralement ces hémoptysies étaient peu abondantes, et ne faisaient, au début, que tacheter les crachats.

Chez un malade, l'hémoptysie fut mortelle de prime-abord. C'était un jeune homme affecté d'une teigne faveuse; il offrait plusieurs signes probables de phthisie, diarrhée intermittente, petite fièvre, facies amaigri, exsangue; mais il ne toussait pas, ni ne crachait. L'auscultation et la percussion n'éveillaient aucun soupçon. Il y avait près de deux mois qu'il était à l'hôpital, traité par les boissons émollientes. Plusieurs fois il parut sur le point d'entrer en convalescence, tout à coup il fut pris d'une hémoptysie abondante, et mourut au bout de deux heures.

L'autopsie fit voir des masses tuberculeuses très-circonscrites, disposées en rondelles, assez semblables aux rondelles hémoptoïques de l'apoplexie pulmonaire, situées presque sous la plèvre. L'une d'elles s'était rompue dans la cavité pleurale; cette cavité était pleine de sang. Les bronches contenaient des caillots. Il nous fut impossible de reconnaître le vaisseau qui avait pu fournir autant de sang.

VIII. Deux malades, dans les derniers jours de leur existence, furent pris d'épistaxis très-abondantes, qu'on ne put arrêter qu'à l'aide du tamponnement. Nous avons remarqué, à l'égard de ce moyen hémostatique de l'épistaxis, qu'il rend affreux les derniers momens de la vie du malade. La présence des tampons gêne la respiration, et finit par rendre l'haleine des malades d'une fétidité insupportable. Il ne faut donc pas laisser séjourner les tampons plusieurs jours dans les narines ; il vaut mieux les retirer deux ou trois heures après les avoir introduits. C'est assez de temps pour que des caillots se soient formés, et même, dans le cas de retour de l'hémorrhagie, la réintroduction de nouveaux tampons est préférable à leur présence continuelle.

IX. Le diagnostic de l'hémoptysie n'a pas toujours été facile ; dans un cas surtout, il nous parut impossible de déterminer si le sang venait de l'appareil pulmonaire ou de l'appareil digestif.

Une femme, à l'âge critique, rendait, sans toux, depuis deux mois, une quantité de sang assez notable, noir, et d'une grande fétidité. Elle se plaignait d'une pesanteur gênante à l'épigastre ; mais en même temps qu'on l'auscultait, on percevait, à la base du poumon gauche, un râle crépitant à grosses bulles, assez semblable à celui qu'on perçoit dans certaines hémoptysies.

Ainsi, dans ce cas, l'esprit se trouvait placé entre des motifs de diagnostic parfaitement égaux.

X. Comme M. *Louis*, nous n'avons observé l'hémoptysie chez aucun des sujets qui ne fût point phthisique, mais nous n'en concluons pas que l'hémoptysie soit toujours le signe de la phthisie. Un fait récent et bien authentique nous garantit malheureusement de cette erreur.

M. Maréchal, jeune chirurgien, dont la science regrette la mort, avait eu, dans sa jeunesse, de fréquentes hémoptysies, qui lui firent craindre d'être phthisique. Il est mort le mois dernier d'une phlébite, et l'on n'a trouvé dans ses poumons aucune trace de tubercules, mais seulement une légère hypertrophie de ventricule gauche du cœur.

XI. De vingt-trois sujets qui ont succombé à la phthisie, aucun n'est arrivé au terme fatal sans avoir jamais toussé, craché et présenté quelques signes par l'auscultation; mais chez plusieurs femmes notées phthisiques, et qui sont sorties de l'hôpital sans être guéries, nous avons observé une petite toux sèche, sans crachats, sans symptômes évidens fournis par l'auscultation. Chez quelques-unes de celles-là, l'amaigrissement considérable et l'abondance de la diarrhée annonçaient une fin prochaine. Il est probable que, dans ces cas, il y a prédominance de la phthisie intestinale, et la présence des tubercules dans le poumon ne doit être considérée que comme une lésion secondaire.

Orchel, 38 ans, journalier, malade depuis trois mois; constitution lymphatique, cheveux roux, amaigrissement considérable, dévoiement opiniâtre, avec petite fièvre de temps en temps, a continué de travailler jusqu'au 11 avril, jour qu'il entre à l'hôpital.

Le 11 avril, face pâle, amaigrie, peau sèche et terreuse, langue sèche et lisse, soif, grand appétit, sentiment de chaleur dans l'abdomen, pression douloureuse, dévoiement, trois selles, point de céphalalgie, peu de sommeil, point de toux et de crachats, respiration pure, pouls à 80.

M. *Rullier* diagnostique cette affection une entérite chronique, et prescrit pour tisanne, riz gommé et édulcoré avec le sirop de coings, trois pilules dénommées antidiarrhéiques, et des lavemens anodins avec pavots.

Cet état persista avec des alternatives d'amélioration et de recrudescence, jusqu'au 17 mai. Il y eut des jours que le malade n'eut aucune selle, et nous pûmes croire la diarrhée complètement arrêtée.

Le 24 avril, une augmentation des selles et de la douleur abdominale exigea une application de 20 sangsues sur la région cœcale. Le malade s'en trouva bien.

Le 6 mai, la persistance de la diarrhée fait recourir à

des potions additionnées de 12 grains de kino. Aucun bon effet.

Le 9 mai, amaigrissement, langue sèche et lisse, selles avec coliques et ténesmes, pouls sans fréquence, point de sommeil. (Vésicatoire sur le ventre.)

Le 12, un nouveau vésicatoire est appliqué sans effet; les symptômes continuent à empirer.

Le 15 mai, face abattue et très-maigre, langue rouge et lisse dans toute son étendue, vomissemens, hoquets, odeur fétide, selles très-nombreuses, pouls à 104, très-petit, peau sèche.

Jusqu'à présent, point de toux ni de crachats; aucun indice qui puisse révéler une phthisie; nous croyons avoir affaire à une entérite chronique.

Le 17, mort.

Autopsie, *le* 18. — Innombrables ulcérations dans toute l'étendue de l'intestin grêle; elles augmentent en nombre et en largeur à mesure qu'on approche du cœcum; vers cette région, la muqueuse intestinale présente un aspect vraiment hideux.

Dans le gros intestin, la muqueuse est rouge, épaisse de deux ou trois lignes, mais sans ulcération.

Les glandes mésentériques sont grosses comme des noisettes, quelques-unes sont rouges, d'autres entièrement tuberculeuses.

Estomac ramolli et aminci dans son grand cul-de-sac.

La rate contient un tubercule. Les autres organes abdominaux sont sains.

Le poumon droit offre, à son sommet, quelques points tuberculeux, dont deux ou trois sont ramollis. Le gauche offre également des tubercules.

Cœur et cerveau sains.

Sous quels signes aurions-nous pu fonder ici le diagnostic de la phthisie? au contraire, n'y en avait-il pas plus qu'il n'en fallait pour faire considérer la maladie comme une entérite ?

Même après cet examen nécroscopique, quelques-uns peuvent persister à considérer cette affection comme une entérite; mais il faudra, pour être exacts, qu'ils y ajoutent l'épithète de tuberculeuse; car l'entérite franchement aiguë, passant à l'état chronique, est rarement mortelle (1).

XII. Dans un autre cas, au contraire, la présence d'une petite toux, jointe au facies du malade et à quelques autres symptômes, nous fit croire à l'existence d'une phthisie pulmonaire; mais la suite de la maladie ne parut pas confirmer ce diagnostic.

Une jeune fille de 20 ans; constitution parisienne, malade depuis six mois, et déjà traitée à la Pitié comme poitrinaire, entre dans la salle Saint-Joseph le 20 janvier.

Facies amaigri, pâle; voix flûtée, douleur au côté gauche, petite toux continuelle, sans crachats; aucun signe stéthoscopique; fonctions digestives en bon état, de temps en temps diarrhée légère, pouls à 80, accès fébrile le soir; sueurs nocturnes.

Que fallait-il de plus pour motiver le diagnostic d'une phthisie même déjà assez avancée? (*Prescription:* Gomme violette miellée, potion gommée et diacodée, cynoglosse 3 grains, un demi et un quart lavement, un quart pour aliment.)

Le séjour de la malade dans l'hôpital ne fit que con-

---

(1) Nous pensons que la plupart des gastro-entérites chroniques suivies de mort, sont des complications de la phthisie ou de quelques autres affections organiques chroniques. Nous sommes portés à admettre cette opinion, d'après nos observations et d'après la lecture même des phlegmasies chroniques de M. *Broussais*.

firmer nos soupçons. Le 13 février, elle eut des crachats muqueux très-abondans; toux fréquente, chaleurs, sueurs, délire, fièvre, et en même temps il se manifeste un érysipèle autour d'un vésicatoire qu'elle porte au bras gauche.

L'érysipèle dura cinq jours avec un appareil fébrile très-développé. Nous croyions que cet exanthème, ainsi qu'il arrive souvent, allait accélérer la marche de la phthisie, et donner le coup de grâce à la malade.

Point du tout, les crachats se tarirent après avoir présenté, un ou deux jours, l'aspect pneumonique; l'érysipèle disparut, la toux cessa même, et, le 14 mars, la malade sortit convalescente.

Six mois après, en septembre, elle est revenue à l'hôpital, offrant les symptômes d'une fièvre inflammatoire qui paraît tenir à une suppression des règles. Elle est engraissée, ne tousse pas, et, auscultée avec soin, elle n'a offert aucun signe stéthoscopique.

Les phénomènes observés chez cette malade ne s'expliquent que par l'hypothèse de la suppuration et de l'expuition de quelques tubercules partiels.

XIII. Quant aux signes fournis par l'auscultation, dans cinq cas, bien qu'il existât des cavernes, nous n'avons pu les percevoir. Cependant, l'auscultation était pratiquée souvent et avec soin. Dans un cas, le gargouillement se fit entendre, bien qu'il n'y eût point de caverne; mais les tubercules du lobe supérieur étaient très-multipliés, et tous à peu près ramollis au même degré, de façon que ce lobe n'offrait plus qu'une bouillie tuberculeuse, ce qui explique assez le gargouillement.

XIV. Toutes les autres remarques que nous avons pu faire sur les symptômes et les altérations qui accompagnent la phthisie, sont confirmatives de celles de M. *Louis*. Ainsi, nos 23 chiffres positifs, c'est-à-dire, les cas suivis de mort, peuvent être ajoutés à ses chiffres comme des unités de même valeur.

XV. M. *Louis* ne paraît avoir observé l'arachnitis qu'une seule fois chez des phthisiques. Nous avons eu occasion de l'observer trois fois, très-bien caractérisée par les symptômes et par les lésions. Cette affection secondaire est survenue à une époque avancée de la phthisie, lorsque l'épuisement des forces paraissait devoir mettre les malades à l'abri d'une inflammation aussi violente.

XVI. M. *Louis* a rarement observé des tubercules dans les organes génitaux et urinaires.

Dans un cas, nous avons trouvé un véritable tubercule, gros comme une noix, dans la trompe utérine gauche; l'ovaire était sain.

Dans un autre, la couche la plus superficielle de la face interne du col et du corps de l'utérus, était transformée en matière tuberculeuse.

Chez la première de ces malades, la menstruation s'était supprimée pendant le cours de la maladie. La seconde avait 64 ans.

Chez l'homme, tous les urètres ont été ouverts avec soin. Dans un cas, nous avons trouvé un véritable tubercule sous-muqueux, au niveau du bulbe, correspondant aux glandes de Cowper. Ce symptôme ne fut annoncé par aucune modification dans l'écoulement de l'urine. Ce malade avait eu pendant sa vie deux gonorrhées; la dernière datait de quatre ans.

Chez un autre malade, mort dans le service de M. *Rayer*, j'ai vu non-seulement l'urètre, mais les uretères tapissés dans toute leur étendue, d'une couche tuberculeuse.

Traitement.

XVII. Le traitement, dans tous les cas, n'était que palliatif. Nous n'avons fait aucun essai nouveau dans la vue de combattre la diathèse, les symptômes ou les résultats pathologiques des tubercules. M. *Rullier* paraît s'être servi, les années précédentes, des fumigations de chlore, qui sont aujourd'hui à la mode, mais sans aucun avantage.

Six fois des saignées ont été pratiquées, surtout à l'entrée des malades, à cause de l'état fébrile ou de quelques signes de complication de pneumonie. Deux fois ces saignées ont été répétées. Généralement M. *Rullier*, dans le cours de la phthisie, est sobre des émissions sanguines.

Douze applications de sangsues ont eu lieu : cinq fois sur le ventre, pour combattre la douleur abdominale ou la diarrhée; une fois à l'épigastre; une fois à l'angle des mâchoires, contre les symptômes cérébraux, et le reste par applications successives et décroissantes, à la vulve, pour tâcher de rétablir la menstruation.

Les tisanes employées furent la solution de gomme, la décoction de fleurs pectorales; dans quelques cas, celle de lichen; mais, dans le plus grand nombre, la décoction de Sydenham et celle de riz édulcorée avec le sirop de coings, à cause de la présence de la diarrhée.

Dans six cas, la diarrhée fut combattue plus efficacement à l'aide de potions gommées, additionnées de 12 à 15 grains de gomme kino. Dans huit cas, avec les pilules dénommées antidiarrhéiques, et dont nous avons donné la formule. Dans deux cas, avec deux ou trois gros de diascordium. Dans deux, avec une décoction de huit onces de simarouba, et dans tous, on joignit à ces moyens l'usage des lavemens amylacés et laudanisés. Généralement la diarrhée fut calmée par cette médication, et, dans quelques cas, interrompue pendant quelques jours.

L'opium en pilules, à la dose de 1 à 2 grains, ou dans le sirop diacode, à la dose de ½ once à 1 once, a réussi contre la toux.

Nous avons déjà dit que le sulfate de quinine réussit contre le type intermittent tierce qu'affectaient les accès fébriles.

Dans trois cas, l'acétate de plomb en pilules a été employé de 6 à 15 grains; et, dans un seul cas, il paraît avoir modéré les sueurs.

Enfin, les vésicatoires ont été aussi mis en usage, trois fois au bras, comme dérivatifs et exutoires continus; une fois *loco dolenti* sur les parois du thorax, et dans deux cas de complication d'arachnitis, aux mollets temporairement; mais, dans aucun cas, ils n'ont déterminé de surexcitation appréciable.

Quant au régime, il a été généralement analeptique. Depuis long-temps M. *Rullier* a renoncé à la diète austère, qui lui a paru hâter la fin des malades.

Onze pleurésies.

Onze malades sont signalés comme atteints de pleurésies pures. Le diagnostic était fondé sur la présence des signes physiques et physiologiques de la pleurésie, et sur l'absence des signes propres à la pneumonie.

Ces onze cas ont été partagés en trois séries :

Quatre pleurésies aiguës non suivies de mort.

Cinq pleurésies chroniques non suivies de mort.

Deux pleurésies aiguës suivies de mort.

Dans un cas seul de la première série, l'égophonie a été perçue d'une manière distincte; dans les autres, la voix éprouvait une modification qu'on pouvait rapporter autant à la bronchophonie qu'à l'égophonie.

Dans deux autres, la pleurésie, bien que suivant une marche aiguë, paraît avoir débuté d'une manière latente; car les malades l'étaient depuis 15 ou 20 jours, sans avoir discontinué entièrement leurs travaux habituels.

Les pleurésies chroniques étaient celles qui duraient depuis plusieurs mois. Généralement elles avaient été méconnues, et traitées au-dehors par des médecins qui ne font pas usage de l'auscultation, comme des phthisies, et l'unes d'elles, comme une *gastrite chronique.*

Dans les deux cas suivis de mort, l'une des pleurésies nous parut résulter de la présence de petits tubercules situés sous la plèvre pulmonaire. Quelques-uns étaient ramollis, mais sans rupture.

L'autre, bien que n'ayant offert aucune circonstance extraordinaire, mérite d'être rapportée tout au long.

Jamin, couturière, 23 ans, entrée le 3 mars, salle Saint-Joseph, n° 4; constitution robuste, malade depuis douze jours; au début, frisson, fièvre; s'est levée, et a été obligée de reprendre le lit plusieurs fois, ne s'est complètement alitée que depuis quatre jours. Il y a quinze jours, les dernières règles ont bien coulé.

Le 4 mars, face colorée, oppression, parole entrecoupée, toux sèche, sans crachats, douloureuse; douleur au côté gauche, pouls à 104, peau chaude, halitueuse, matité à la partie inférieure et postérieure gauche du thorax, souffle bronchique, résonnance égophonique.

Prescription : Saignée du bras, 30 sangsues sur la partie latérale gauche de la poitrine, gomme violette miellée, serum édul. deux pots, un lavement de lin et pariétaire.

Le 5 mars, ayant trouvé la malade dans un paroxysme très-intense hier au soir, j'ai répété la saignée. Le sang retiré cette seconde fois était plus couenneux que la première. Du reste, même état ce matin qu'hier. (Trente nouvelles sangsues.)

Le 6, point de paroxysme hier au soir, moins d'oppression et de toux, langue sèche, quelques nausées, pouls à 120.

Le 7, même état, le pouls est monté seulement à 132. (Deux vésicatoires très-larges en avant et en arrière du côté malade, potion gommée avec un gros d'acétate d'ammoniaque.)

Les vésicatoires ne déterminent aucune surexcitation. La malade continue d'être dans le même état, sans amélioration bien notable.

Le 10 et le 11, elle a des sueurs assez abondantes, l'état fébrile est toujours très-intense.

Le 13, mieux, point de sueurs, urines assez abondantes. (*Même prescription*, potion gommée, additionnée de 15 gouttes alcohol de digitale, et de ʒ iij acétate d'ammoniaque; riz, panade.)

Cette amélioration appréciable continue jusqu'au 19; sommeil, mêmes signes stéthoscopiques; mais depuis ce matin, elle est prise de vomissemens continuels.

Le 20, même état. (Supprimer l'acétate d'ammoniaque et l'alcohol de digitale. Potion gommée avec une demi-once de sirop diacode et quelques gouttes d'éther; pilules d'un quart de grain, extrait aqueux d'opium pour le soir.)

Le 21, les vomissemens persistent, prostration, plaintes continuelles, langue humide, dévoiement, peau froide, pouls très-faible et très-fréquent. (Deux vésicatoires aux cuisses.)

Le 22, les vomissemens ont cessé, prostration, même état du reste.

Le 23, anxiété très-grande, même état, point de vomissemens. (Huit grains de tartre stibié dans huit onces de feuilles d'oranger et une once et demie de sirop de pavots blancs, à donner de deux heures en deux heures.)

Le 24, elle a succombé ce matin, après une agonie assez pénible; elle a pu prendre sa potion sans vomir.

Autopsie. — La cavité pleurale gauche est distendue

par un liquide verdâtre qui dépose un sédiment purulent; la plèvre costale et pulmonaire est recouverte d'une couenne épaisse de plus de deux lignes, qui s'enlève en grattant avec un scalpel, et laisse voir sous elle la plèvre lisse; la fausse membrane qui enveloppe le poumon, lui forme une gaîne complète, et probablement en aurait empêché le développement, si la malade eût guéri (1).

Le poumon était réduit à un huitième de son volume ordinaire, plaqué contre la colonne vertébrale, aplati; son tissu était dense, et tous les conduits vasculaires rapetissés; soufflé avec un soufflet, il n'a pu reprendre son volume ordinaire. Poumon droit sain.

Estomac distendu, ramolli, et marbré dans près de moitié de sa surface, surtout dans le grand cul-de-sac.

Tous les autres organes sont à l'état naturel.

Ainsi, chez cette malade, tous les symptômes observés pendant la vie sont en rapport avec les lésions trouvées après la mort. La marche de la maladie fut rapide, le traitement très-énergique dès le début. Voilà un des cas que l'art aurait dû guérir; aucune altération qui n'ait été guérie dans mille autres occasions. Nous n'avons rien à nous reprocher. Il aurait été difficile de se conduire autrement. Que penser en face de pareils résultats? Ce n'est pas dans la phthisie, dans les profondes désorganisations des viscères, qu'on peut reprocher à la médecine son incertitude. C'est ici, dans des cas pareils qu'elle guérit cent fois, et qui lui manquent une fois sans qu'elle puisse voir pourquoi.

Il est probable que la malade a succombé plutôt au ramollissement de l'estomac qu'à la pleurésie; car il lui restait tout un poumon sain.

---

(1) Chez tous les malades guéris, nous avons constaté avant de les renvoyer, que la respiration du côté malade, n'était pas aussi forte que du côté sain; probablement à cause des adhérences du poumon.

Traitement.

Saignées répétées deux ou trois fois, et souvent dans la même journée ; sangsues sur le point douloureux, avec ventouses. Après que les accidens phelgmasiques ont presque cessé, application en avant et en arrière, de vésicatoires. Ce traitement réussit à M. *Rullier*, contre les pleurésies aiguës, avec tant de succès, que, dans sa longue pratique, *il a vu à peine quelques épanchemens pleurétiques suivis de mort.*

Dans les onze cas, les vésicatoires, appliqués chez quelques-uns à plusieurs reprises, n'ont paru déterminer une légère surexcitation que trois fois seulement.

Dans les pleurésies chroniques, les vésicatoires d'abord employés, ont été remplacés par huit ou dix petits cautères placés sur le côté malade.

Les boissons émollientes complètent ce traitement. Elles ont été quelquefois additionnées avec l'oxymel scillitique, le nitrate de potasse et le sirop des cinq racines.

Dans quelques cas, l'acétate ammoniaque a été ajouté dans les potions et dans les tisanes. Ce médicament, dont M. *Rullier* fait un très-grand usage, comme on a pu le voir dans le cours de ce compte rendu, n'a produit aucune sécrétion supplémentaire appréciable.

Dans deux cas, pour calmer la fatigue et la fréquence de la toux pleurétique, les pilules suivantes ont été employées :

Poudre de feuilles de digitale, un grain.

Poudre de racine de belladone, un demi-grain.

Extemporanément préparé. (3 pilules.)

Le tartre stibié n'a été essayé que dans le cas cité, mais sans qu'on en puisse tirer aucune conclusion.

Emphysèmes pulmonaires.

Deux cas ont été considérés comme des emphysèmes pulmonaires, d'après les résultats de l'auscultation et de la percussion.

Ces malades étaient sujets à une oppression habituelle, qui augmentait lorsqu'il s'y ajoutait un léger rhume accidentel, alors ils étaient obligés de rentrer dans un hôpital.

Ils n'ont donné lieu à aucune remarque importante.

Ces altérations sont les seules que nous ayons trouvées dans l'examen des poumons des malades qui ont succombé dans nos salles. Chez quelques phthisiques, il existait souvent, à un degré assez avancé, l'altération décrite sous le nom de mélanose; mais elle n'était jamais unique, et jamais assez prononcée pour imposer son nom à la maladie; elle ne put d'ailleurs jamais être soupçonnée par les symptômes.

AFFECTIONS DU CŒUR.

Péricardite.

Un seul cas, compliquant une pneumonie aiguë, page 86, s'est présenté à nous; il a été méconnu pendant la vie; les battemens du cœur étaient développés, et le pouls marquait 124.

Un autre cas, diagnostiqué comme tel, a guéri. La péricardite a été soupçonnée aux symptômes suivans : Pouls à 140, ondulé; 36 respirations, vive douleur sous la région précordiale, battemens du cœur développés, respiration pure dans tous les points.

Ramollissement du cœur.

Neuf fois nous avons noté, par l'examen nécroscopique, que le cœur était ramolli, c'est-à-dire, que son tissu était comme de la chair bouillie, qu'il s'écrasait facilement entre la pulpe des doigts. Au lieu de conserver sa forme normale, il était flasque comme un linge mouillé; il gardait toutes les formes qu'on lui imprimait, la couleur en était pâle.

Ce ramollissement a été observé :

Trois fois chez des sujets qui ont succombé à des affections typhoïdes.

Une fois chez une femme affectée d'abord d'un rhumatisme articulaire, et succombant enfin à un érysipèle de la face.

Une fois chez une phthisique morte subitement.

Une fois chez la malade affectée d'une bronchite capillaire, page 78.

Trois fois chez des malades affectés de cancer à l'estomac. Dans ces cas, le cœur offrait une coloration verdâtre.

En repassant, même après coup, le relevé des symptômes, jamais nous n'avons pu en trouver un seul qui pût être rapporté à cette lésion du ramollissement du cœur.

Inflammation de la membrane interne du cœur.

Méconnue pendant la vie chez un sujet qui a succombé à une pneumonie, page 84.

Végétations à l'orifice aortique chez un sujet succombant à une affection de la rate, page 124.

Hypertrophies du cœur avec ossifications aux orifices aortiques et aurico-ventriculaires.

Observées cinq fois, dont :

Une chez un sujet mort de bronchite capillaire. Chez

ce sujet, le bruit du cœur était complètement masqué par le râle sibilant.

Une chez un phthisique.

Une chez une pneumonique.

Une chez un sujet affecté d'œdème du poumon, c'est-à-dire, que, dans ce cas, l'œdème du poumon était le seul symptôme dominant qui pût expliquer la mort.

Les deux lobes supérieurs du poumon étaient très-lourds et violacés extérieurement. Lorsqu'on les incisa, il s'en échappa une grande quantité de sérosité spumeuse; le doigt pénétrait dans leur tissu plus difficilement que dans un poumon hépatisé, mais moins que dans un poumon sain. On eût dit une hépatisation séreuse, et non hémoptoïque. Les bronches étaient violacées.

Les symptômes observés avaient été ceux d'un catarrhe suffocant.

Une fois chez un sujet mort d'un cancer du foie et de l'estomac.

Le moins âgé de ces malades avait 64 ans.

Aucun signe particulier ne révéla l'existence des ossifications; et, dans trois cas seulement, à l'impulsion du cœur, nous pûmes soupçonner une hypertrophie.

Hypertrophies du cœur, principalement du ventricule gauche, sans ossification.

Observées neuf fois.

Deux fois avec *apoplexie cérébrale*. Chez deux autres sujets, rangés dans le paragraphe précédent, nous avons trouvé des petits kystes dans le cerveau, qui étaient les restes d'anciennes apoplexies, page 71.

Deux fois avec pleuro-pneumonie.

Une fois avec phthisie.

Une fois avec une ascite très-considérable.

Une fois chez un sujet qui paraît avoir succombé à un rhumatisme articulaire général.

Une fois chez la malade dont la maladie n'a pu être classée, même après la mort, page 66.

Une fois comme lésion dominante et presque unique. A cause de sa marche singulière, cette dernière observation mérite d'être rapportée :

Meunier, infirmière à l'hospice des Enfans-Trouvés, 78 ans, entrée le 29 avril.

Œdème des jambes et des cuisses, pouls irrégulier, impulsion du cœur très-développée, se perçoit dans tous les points du thorax; épigastre sensible, peu d'appétit; du reste toutes les autres fonctions sont en bon état.

Cette vieille femme fait remonter sa maladie jusqu'au lundi de Pâques; avant, elle affirme qu'elle se portait très-bien. Ce jour-là elle se trouva mal pendant la messe, fut couchée dans un lit, et, depuis, ne s'est pas relevée.

Prescription : Frictions avec l'alcohol de scille et de digitale, eau gommée, potion gommée avec digitale.

Jusqu'au 17 mai, la malade présenta toujours à peu près le même état; alors elle fut prise de dévoiement assez considérable. Le 23, elle nous parut avoir maigri notablement. Le 25, elle était dans l'état suivant :

Face terreuse, amaigrie, hideuse; odeur fétide, langue humide, point de soif; selles très-fréquentes, indolores, involontaires; peau sèche, écailleuse; pouls normal, œdème moindre, impulsion du cœur toujours développée. (Riz gommé, sirop de coings, six pilules antidiarrhéiques.)

Le dévoiement cède aux pilules antidiarrhéiques, aux lavemens amylacés et à deux gros de diascordium à l'intérieur; mais la malade ne continue pas moins à marcher vers une mort certaine.

Le 18 juin, elle était dans l'état suivant :

Maigreur squelettique, voix faible, plainte légère,

respiration gênée, langue sèche, point de dévoiement depuis dix jours; elle conserve toutes ses facultés intellectuelles; pouls insensible, entière disparition de l'œdème des membres, peau sèche.

Mort le 21.

L'autopsie fit voir seulement une hypertrophie concentrique du ventricule gauche avec stase séreuse dans les lobes inférieurs des deux poumons.

Le gros intestin offrait des matières fécales dures et moulées, sa muqueuse était parfaitement saine.

Peut-on voir dans cette hypertrophie une cause suffisante de la mort, et de cette *hectique* de vieillesse que nous présenta la malade ?

Sept des malades qui nous ont offert cette hypertrophie sans ossification, passaient 50 ans; mais l'un n'avait que 25 ans, et un autre 32. Chez eux, l'hypertrophie ne paraissait pas avoir été déterminée par aucune gêne dans la circulation; leur profession même n'en rendait pas compte.

Chez tous, l'affection a été reconnue à l'aide de l'auscultation.

Chez les malades de ce paragraphe et du précédent, l'œdème des membres inférieurs a été observé cinq fois, même dans ceux où le ventricule gauche seulement était hypertrophié, comme, par exemple, dans l'observation précitée.

Une fois l'hypertrophie du cœur a été considérée comme cause de l'épilepsie indirecte, page 66.

Affections du cœur non vérifiées par l'autopsie, et caractérisées par des modifications dans la force, la régularité et la vitesse de l'action de cet organe.

Trente-neuf malades ont été rangés dans cette cathégorie.

La plupart ont été considérés par M. *Rullier*, comme atteints de névrose cardiaque. Mais il faut dire qu'il est bien difficile de distinguer une névrose cardiaque d'une affection organique du cœur à son début. L'âge du malade, quelques circonstances commémoratives sur les commencemens du mal, sur sa durée, un soulagement prompt et complet après l'écartement des causes présumées de la maladie, sont les seuls éclaircissemens qui peuvent guider le médecin.

En confondant les affections organiques du cœur et les névroses cardiaques, parce qu'il n'est pas toujours possible de les distinguer les unes des autres, nous avons ainsi établi le relevé des symptômes concomitans des affections du cœur :

Sur cinquante-quatre cas, trente-trois fois impulsion forte du cœur.

Six fois cœur normal ; mais d'autres symptômes, tel que le facies du malade, ont alors motivé le diagnostic.

Trente-neuf fois essoufflemens et palpitations, surtout à l'occasion de quelque mouvement rapide de l'âme ou du corps.

Dix-sept fois toux et crachats.

Dix fois râle muqueux.

Six fois pouls irrégulier.

Cinq fois bruit de soufflet, qui ne peut être expliqué par aucune autre circonstance particulière.

Quinze fois symptômes cérébraux, éblouissemens, tintemens d'oreilles.

Douze fois sensibilité et pesanteur de l'épigastre. Ce symptôme est insidieux ; il peut dominer assez pour tromper l'attention, et faire croire à quelque affection de l'estomac.

Deux fois vers intestinaux.

Quatre fois ictères.

Deux fois tremblement des membres.

Quinze fois œdème des membres inférieurs.

Deux fois gibbosités.

Quatre fois symptômes de pneumonies.

Huit fois bronchite accidentelle; chez les malades qui ont un commencement d'hypertrophie du cœur, une bronchite intercurrente, double ou quadruple les inconvéniens des symptômes de la maladie, et le malade se trouve beaucoup mieux lorsque la bronchite est guérie.

Onze fois aménorrhée récente et prolongée.

Six fois âge critique.

Nous n'avons pu apprécier l'influence des professions des malades, et des autres causes qui ont pu contribuer au développement de ces affections.

Généralement, les malades sont sortis soulagés après 12 ou 15 jours passés à l'hôpital.

Traitement.

Le traitement a été le même dans les cas d'affections organiques du cœur et de névroses cardiaques.

Dix-sept malades ont été saignés, et toujours avec avantage. Chez deux seulement, la saignée fut renouvelée; elle était indiquée dans les cas où la gêne de la circulation se manifestait par l'oppression, la dureté du pouls et la coloration violacée de la face.

Cinq fois des sangsues ont été appliquées sur la région précordiale.

Trois fois seulement le sang tiré par la saignée a été évidemment couenneux, sans aucune circonstance extraordinaire appréciable.

Le soulagement était assez prompt après les émissions sanguines.

Au contraire, M. *Rullier* s'est abstenu des émissions sanguines toutes les fois que la maladie lui a semblé provenir de leur trop grande abondance.

Témoin l'observation citée à la page 46, et la suivante :

Augustine, 17 ans, fille publique, entrée le 17 septembre; face jaune, palpitations du cœur lorsqu'elle monte un escalier, battemens du cœur développés, pouls à 104; toutes les autres fonctions sont en bon état.

Cette jeune fille eut, il y a trois mois, un écoulement syphilitique, pour lequel elle fut traitée à l'hôpital des vénériens, par M. *Ricord;* celui-ci ayant constaté que la source de l'écoulement provenait d'une ulcération placée sur le col de l'utérus, eut recours à la cautérisation; elle fut pratiquée dix fois. A la suite de chaque cautérisation, il paraît que M. *Ricord*, pour prévenir l'extension de l'inflammation, fut obligé de recourir à de petites saignées. Dix saignées furent donc pratiquées à la malade, et c'est depuis cette époque qu'elle est prise de palpitations.

Le col m'a paru sain, petit, pointu, sans rougeur; l'écoulement est tari, et la malade est bien réglée.

Prescription de M. *Rullier :* Chiendent, tilleul, feuilles d'oranger, potion gommée avec 15 gouttes de teinture alcohol de digitale et eau distillée de laurier-cerise; cataplasme sur la région précordiale, arrosé de la teinture de digitale.

Cette affection était considérée comme une névrose du cœur. La digitale parut d'abord produire de bons effets; le pouls, de 104, tomba à 88. Mais, le 21 septembre, la malade fut prise de vomissemens, qui nous obligèrent de supprimer la digitale. Elle sortit le 28, beaucoup soulagée, mais non pas guérie.

La boisson ordinaire des malades était une infusion de chicorée et de bourrache oxymélée, *tisane favorite de Corvisart.*

Dans tous les cas, M. *Rullier* fit usage de l'eau distillée de laurier-cerise, sans qu'il nous ait été possible de constater son influence.

Dans tous aussi, la digitale fut employée, soit à l'intérieur, sous forme de potions ou de lavemens, soit à l'extérieur, sous forme de frictions ou de cataplasmes.

Les préparations mises en usage furent les teintures alcoholisées et éthérées, à la dose de un scrupule à un demi-gros, et les poudres de feuilles de digitale, de un grain à 4 grains.

Dans dix-huit cas, les bons effets de la digitale ont été bien constatés par la chute du pouls et le calme du cœur.

Dans seize, son action a été douteuse.

Dans cinq, manifestement nul, c'est-à-dire, bien que la digitale fût portée à doses assez hautes, le pouls a conservé sa force et sa vitesse, et le tumulte de la région précordiale a persisté.

Dans huit cas, la digitale a déterminé des vomissemens, et nous avons été obligés de suspendre son emploi.

Dans cinq, le dévoiement a pu lui être attribué.

Enfin, j'ai déjà cité, dans le *Répertoire médical*, un cas d'empoisonnement véritable par la digitale, chez un malade qui prit à l'intérieur l'alcohol de digitale, qui lui avait été donné pour s'en faire des frictions (1).

AFFECTIONS DU TUBE INTESTINAL.

Cinq affections stomatites.

Ces affections n'ont offert aucune particularité remarquable. Elles ont été traitées avec succès par une ap-

(1) M. *Rullier* a vu plusieurs fois des méprises semblables chez les vieillards de l'hospice de Bicêtre, suivies d'accidens plus ou moins graves, mais qui n'ont jamais été mortels.

plication de 15 ou 20 sangsues, et principalement par les gargarismes détersifs avec l'acide hydrochlorique.

L'une a été observée chez un batteur d'or.

Une autre chez une fille publique, qui ne sortait d'un traitement mercuriel par la liqueur de Van Swieten, que depuis un mois. Elle prit une nuit force punch et *bishop*, et le lendemain la salivation commença, avec ulcération de la muqueuse buccale.

Vingt-cinq angines ou inflammations de la gorge.

C'est-à-dire que, dans ces cas, l'inflammation de la gorge existait comme lésion principale, et raison suffisante de tous les symptômes. Dans dix autres cas, elle s'est montrée comme accompagnement ou complication de quelques autres inflammations.

Lorsque l'angine est très-intense, à la lésion près qui est alors visible et incontestable, la maladie présente le même aspect que la fièvre inflammatoire.

Ces 25 cas d'angine offraient des différences relativement à l'intensité, au siége et même à la nature de l'inflammation. Si je voulais entrer dans l'exposition de ces différences, je serais emporté bien au-delà des bornes de ce travail. Je me réserve de traiter à part ce sujet. Si nous considérions la grande analogie qui doit exister entre la muqueuse pharyngienne et la muqueuse gastrique, nul doute que l'étude des maladies de l'une ne doive jeter quelques éclaircissemens sur l'étude des maladies de l'autre.

Quand l'angine était très-intense, les saignées générales et les sangsues au cou, ont généralement produit une prompte amélioration.

Gastrites ou gastro-entérites.

Dans une revue clinique où plus de 800 malades nous ont passé sous les yeux, ne pas admettre qu'il en ait existé quelques-uns atteints de gastrite ou de gastro-entérite, serait, surtout de nos jours, un paradoxe insoutenable et presque dangereux (1). Aussi sommes-nous loin d'aventurer une pareille proposition. Mais ce que nous pouvons affirmer, c'est que, dans les cas suivis de mort, nous n'en avons aucun (les cas de dothinentérite et de cancer de l'estomac exceptés) dans lesquels les lésions de la muqueuse intestinale aient pu être considérées comme causes suffisantes de la mort, ou même comme lésions assez dominantes pour dénommer la maladie.

Aussi, peu de cas ont pu être intitulés gastrites aiguës, ou gastro-entérites aiguës, ou même gastro-entérites chroniques.

Les sujets qui, dans les derniers temps de la vie, ont présenté des diarrhées abondantes et continuelles, étaient tous phthisiques ou atteints de quelque autre altération organique assez considérable pour entraîner la mort.

Le rapprochement des lésions de la muqueuse intestinale avec les symptômes observés pendant la vie, peut, dans cette occasion, fournir quelques données utiles.

---

(1) Pour prouver la fréquence des gastrites, on objecte la multitude et la variété des corps au contact desquels la muqueuse gastro-intestinale est souvent exposée, et ces contacts sont considérés comme pouvant être autant de causes de maladies. Mais ne peut-on pas dire d'un organe en particulier, ce qui se dit souvent de l'économie en général, que plus il est exposé aux intempéries, plus il s'aguérit et devient insensible? D'ailleurs est-ce par le seul contact des substances alimentaires avec la muqueuse gastrique, que les *excès de régime* sont dangereux? Ne sont-ils pas aussi souvent causes de pneumonie et autres maladies, que de gastrites et de gastro-entérites?

Je ne dis rien des colorations (j'avoue que c'est laisser à nos adversaires leur dernier et leur plus fort retranchement) ; mais tous ceux qui savent de combien de causes ces colorations peuvent résulter, concevront que chacun des cas où elles existent ne pourrait être admis comme état morbide, sans passer par une grande et sévère discussion ; or, un travail pareil ne saurait entrer dans un exposé de la nature de celui-ci.

Mais nous pouvons dire, avec autant d'assurance qu'après une appréciation numérique, que les cas où les rougeurs de la muqueuse intestinale existaient sans que le malade eût présenté de dévoiement pendant la vie, étaient aussi nombreux que ceux dans lesquels la lésion existait avec le symptôme. Et jamais, lorsque lésions et symptômes existaient ensemble, l'intensité de la lésion ne correspondit à l'intensité des symptômes.

Les ulcérations existaient dans le canal intestinal dans les cas de dothinentérite et dans tous les cas de phthisie.

Nous n'avons trouvé qu'une seule ulcération de la muqueuse stomacale chez un sujet mort de phthisie.

Du ramollissement de l'estomac (1).

Cette lésion a été trouvée dans 34 cas, ainsi répartis :

Dans les dothinentérites, quatre fois.

Dans les phthisies, seize fois.

Dans les pneumonies, trois fois.

Dans les pleurésies, deux fois.

Dans les péritonites, trois fois.

---

(1) De même que les rougeurs de l'estomac, chaque cas de ramollissement, avant d'être admis comme lésion morbide, devrait passer par une grande et sévère discussion. Il faudrait apprécier la position du cadavre, la température du jour, la présence du suc gastrique, et toutes les circonstances qui ont été considérées comme causes du ramollissement cadavérique.

Dans les hydropisies enkystées de l'ovaire, deux fois.

Dans les affections de la rate, une fois.

Dans la petite vérole, deux fois.

Mort à la suite de la colique de plomb, une fois.

Si maintenant nous rapprochions cette lésion du *ramollissement de l'estomac* des symptômes qui peuvent *à priori* lui être imputés, comme le vomissement, la douleur épigastrique, l'état de la langue, nous trouverions que la lésion a manqué aux symptômes aussi souvent qu'elle leur a servi d'explication (1).

Des tableaux plus détaillés et plus complets que celui-ci pourront éclairer cette question.

Ces réflexions, rapprochées du parti que j'ai pris de placer parmi les *affections qu'il n'est possible de dénommer que par leurs symptômes*, les embarras gastriques, pourrait faire dire que je ne reconnais point de *gastrites*, et que je considère la muqueuse intestinale comme invulnérable. C'est assez la pratique des discussions, de prêter à l'opinion adverse toutes les folies qu'on se plaît à imaginer. Aussi, je ne saurais trop protester contre des conséquences semblables. J'ai voulu seulement dire que la gastrite et la gastro-entérite, dont on fait un si

(1) A l'égard de la douleur épigastrique, nous ferons observer que peu de malades s'en plaignent spontanément; et presque tous, au contraire, quelle que soit la maladie, disent l'éprouver lorsqu'on leur presse l'épigastre. C'est cependant sur l'indication d'un symptôme aussi vague, aussi difficile à apprécier, que repose la médication la plus répandue et la plus banale aujourd'hui : je veux parler des applications de sangsues à l'épigastre. Quel est l'homme qui n'en porte les stygmates? Je n'exagère pas, en disant qu'à Paris soixante personnes sur cent ont eu des sangsues à l'épigastre. J'ai vérifié ce fait sur les malades admis à l'hôpital, et principalement pendant l'été dernier, et sur les baigneurs à l'école de natation. Supposé même que l'estomac soit malade, quel rapport y a-t-il entre le système circulatoire de cet organe et celui des parois de l'abdomen? Pour moi, je ne vois à l'épigastre qu'un lieu commode pour l'application des sangsues.

grand bruit dans la médecine actuelle, sont les affections les plus obscures et les plus indéterminées, et j'ai été bien heureux en cela de pouvoir m'appuyer sur une opinion aussi recommandable que celle de M. *Louis*.

Huit malades se sont présentés avec des dyspepsies, des pesanteurs épigastriques après le repas, et d'autres troubles de la digestion. Malgré le défaut de vérification nécroscopique, nous les avons considérées comme atteints d'affections gastriques.

Ces maladies sont rares dans les hôpitaux; leur longueur et leur peu de gravité empêchent d'en entreprendre la guérison.

Enfin, à cause des vomissemens continuels et de la marche de la maladie, le cas suivant a été considéré par nous, à tort ou à raison, comme une *gastrite aiguë*.

Hennequin, lingère, âgée de 32 ans, entrée le 4 novembre; constitution robuste, malade depuis trois semaines, menstruation régulière; au début, sans cause appréciable, douleurs épigastriques qui vont en augmentant, malaise, vomissemens et fièvre.

Le 5 novembre, céphalalgie, langue naturelle, point de soif ni d'appétit; digestion difficile, vomissemens continuels des boissons et des alimens, épigastre douloureux spontanément; constipation, respiration pure, pouls à 92, peau sans chaleur, face pâle.

(Orge-chiendent tartarisé, gomme miellée, 12 sangsues à l'épigastre, cataplasmes émolliens.

Bien que les sangsues furent appliquées une seconde fois, les vomissemens continuèrent, et la malade restait dans le même état. C'est alors qu'on eut recours à la potion suivante :

Sous-nitrate de bismuth. . .	3 grains.
Magnésie.	6 grains.

Dans six cuillerées d'eau. On y joignit l'eau de Seltz(1).

Le lendemain, les symptômes augmentèrent d'intensité, les vomissemens fatiguèrent davantage, la douleur fut plus vive, et la langue rougit.

Le 16 novembre, supprimer le sous-nitrate de bismuth, et donner un grain d'extrait aqueux d'opium en trois pilules.

Les vomissemens continuent, la face paraît souffrante et amaigrie.

Le 19 novembre, langue naturelle, épigastre très-sensible, constipation, pouls à 84, faible. (Un grain d'extrait d'opium, en trois pilules; vésicatoire à l'épigastre, un quart lavement avec 12 gouttes de laudanum, chiendent tartarisé.)

Les vomissemens continuent, et la malade dépérit à vue d'œil; vainement a-t-on recours aux pansemens du vésicatoire avec l'acétate de morphine, aux boissons à la glace.

Le 27 novembre, vomissemens verdâtres, langue humide, naturelle; haleine fétide, épigastre sensible, deux selles hier, époque des règles, écoulement blanchâtre et non sanguinolent. (Trois pilules d'acétate de morphine de un huitième de grain chaque, potion de Rivière ou boissons glacées.)

A partir de ce jour, les vomissemens cessèrent, et reparurent à deux reprises différentes, lorsqu'on essaya de passer des alimens à la malade. Les mêmes moyens furent continués.

Le 9 décembre commencèrent à se manifester les symptômes d'une angine, déterminée probablement par les boissons glacées; elle fut portée au point de faire crain-

---

(1) Dans deux autres cas pareils, diagnostiqués *vomissemens spasmodiques*, et dans trois cas d'affections cancéreuses, le sous-nitrate de bismuth a été administré sans aucun effet.

dre la suffocation, et d'exiger l'emploi des antiphlogistiques et l'application d'un vésicatoire devant le cou.

Sortie de ce second danger, la malade nous offrit tous les symptômes d'un embarras gastrique. Deux verres d'eau de Sedlitz factice, de 8 gros, achevèrent sa guérison.

Elle sortit le 23 décembre.

Nous aurions pu citer deux ou trois autres observations pareilles à celle-ci, comme exemple des cas admis parmi nous comme gastrites. Nous aimons mieux choisir la suivante, qui s'est offerte sous une forme différente :

Cauchois, 28 ans, domestique, entrée le 29 mars.

Il y a huit jours, en secouant un tapis à une fenêtre, cette femme manqua tomber dans la rue; en voulant se retenir, elle se heurta contre une barre de fer placée en travers de la fenêtre, rompit son busc, et en éprouva un choc très-violent à la région épigastrique.

Aussitôt, vive douleur à l'épigastre, perte de connaissance. Dans la nuit suivante, vomissemens de sang sans toux, la fièvre s'allume. Une saignée est pratiquée le lendemain. Le jour suivant, à cause de la persistance des accidens, une application de 60 sangsues est ordonnée à l'épigastre. Le septième jour de la maladie, 31 mars, elle entre à l'hôpital.

Face colorée, peau chaude et moite, pouls à 104, langue humide, rouge à la pointe; soif, anorexie, épigastre très-douloureux, constipation, respiration pure. (Chiendent tartarisé, orge émulsionné, 30 sangsues sur la région épigastrique, cataplasmes, lavemens émolliens.)

Dès ce moment, l'état de la malade s'améliora; elle ne vomit plus, la fièvre se calma.

Le 9 avril, elle était dans l'état suivant : Langue limoneuse, soif; épigastre toujours très-sensible, constipation, peau chaude et moite, pouls à 92, céphalalgie. (*Même prescription*, un lavement laxatif avec 4 onces miel mercuriale.)

L'amélioration continue. Le 10 avril, la malade offre seulement tous les symptômes d'un embarras gastrique, langue limoneuse, etc. M. *Rullier* crut devoir employer un purgatif huileux, qui fut répété deux jours après; alors la langue se nettoya, l'appétit revint, et la malade sortit guérie le 1er mai.

Ces deux observations, qui se présentent sous des formes si différentes, paraissaient cependant résulter d'un état morbide de l'estomac. Etaient-elles de même nature?

Nous ferons observer, dans l'une et dans l'autre, l'état saburral qui succéda aux accidens aigus, et qui disparut par l'emploi des évacuans. Ces deux faits tendraient donc à prouver que l'embarras gastrique peut être l'effet consécutif d'une irritation gastrique, et c'est pourquoi nous nous garderons de les passer sous silence. En serait-il, dans ces cas, comme dans certaines angines, où les choses se passent à vue d'œil? Après que les amygdales ont été enflammées, leur surface se couvre d'une sécrétion pultacée assez abondante, véritable saburre de l'arrière-gorge, qu'un ou deux gargarismes détersifs suffisent pour balayer.

Affections squirrheuses de l'estomac et de l'intestin.

Cinq cas d'affections squirrheuses de l'estomac; cinq morts.

Deux fois, état squirrheux, en forme d'anneau de l'intestin grêle, chez des sujets qui étaient déjà affectés de squirrhe de l'estomac.

Il ne résulte de ces observations aucune remarque importante.

Mais je veux profiter de cette occasion pour faire la critique d'une opinion de MM. *Andral* et *Cruveilhier*, touchant la nature du tissu *squirrheux* du cancer de l'estomac. Ce n'est, à leur avis, qu'une hypertrophie du tissu cellulaire. Mais l'hypertrophie n'étant qu'une augmentation de nutrition, depuis quand cette modification, en elle-même, et indépendamment de la gêne qu'elle apporte dans l'exercice des fonctions, peut-elle être considérée comme une maladie ?

Dans l'hypothèse d'une hypertrophie, comment expliqueront-ils la diathèse cancéreuse, qui se fait jour en différens points sous la même forme ?

« On a appelé cancer, dit M. *Andral*, l'épaississe-
« ment du tissu cellulaire sous-muqueux, autant aurait
« valu donner ce nom à l'épaississement du tissu cel-
« lulaire qui entoure d'anciens ulcères cutanés. »

Cette comparaison n'est pas juste; jamais on n'a vu le tissu cellulaire qui entoure les vieux ulcères offrir la même terminaison que le tissu sous-muqueux, induré et squirrheux. Le squirrhe s'ulcère, mais les vieux ulcères ne deviennent jamais cancéreux.

Le mot de *perversion de nutrition*, bien qu'il ne donne pas de plus grands éclaircissemens sur la nature du mal, serait plus convenable que celui d'hypertrophie.

Affections du foie.

Le relevé, sur un certain nombre de cadavres, des différens états du foie comparés avec les symptômes de la maladie observés pendant la vie, pourrait offrir quelques résultats bons à connaître; mais le peu d'exactitude que je trouve à cet égard dans mes notes, ne me permet pas de me livrer à ces sortes de rapprochemens. L'observation complète d'un malade est un travail si immense, qu'il est bien difficile, lorsque nous n'avons pas dirigé avec intention et *à priori* nos recherches sur un point, de trouver après, dans des notes, la matière d'un travail non prémédité.

Dans huit cas d'ictères, nous avons vu que cinq n'ont pu être rapportés à l'état inflammatoire du foie; les trois autres ont pu l'être, à cause d'une légère douleur à la région hépatique, éveillée par la pression, et à cause d'un appareil fébrile assez développé.

Une seule altération bien manifeste du foie a été constatée; c'étaient des masses cancéreuses développées dans cet organe, et compliquant un cancer de l'estomac.

Affections de la rate.

En écartant les stases sanguines, les états de vacuité et les ramollissemens de la rate, altérations encore non appréciées, sujettes à discussion, et de la comparaison desquelles il pourrait sortir cependant des résultats utiles, il nous reste une seule lésion bien évidente et incontestable, c'est la suivante :

OBSERVATION.

Ciuny, couturière, entrée le 26 mai, âgée de 36 ans; constitution faible et nerveuse.

Le 27 mai, céphalalgie, face animée, langue blanchâtre, soif, bouche amère, quelques nausées; abdomen souple, indolore; dévoiement, peau chaude, haliteuse; pouls à 116, point de toux ni de crachats. Cet état paraît avoir été précédé ce matin, de frissons avec claquement des dents.

Cette femme nous apprend que depuis quinze jours elle est prise, chaque matin, d'un accès pareil. Quinze sangsues ont été appliquées sur l'épigastre; les règles supprimées ont reparu. Les accès continuèrent; néanmoins ils ont été coupés par le sulfate de quinine, à la dose de 30 grains en quatre fois. La malade se croyait guérie, lorsque les accès ont reparu depuis deux jours. (Chiendent citronné, gomme aromatisée, cataplasme à l'épigastre.)

La fièvre, d'intermittente qu'elle était, à partir du jour de l'entrée, devint continue; le dévoiement persista. On eut recours à une application de 20 sangsues dans les régions iliaque gauche et hypogastrique.

Dès le lendemain de cette application de sangsues, par le retour des frissons le matin, la fièvre parut présenter le type intermittent; les mêmes autres symptômes persistaient. La malade s'affaiblissait, à cause du dévoiement et de la douleur dans la région de l'S iliaque; la maladie était considérée comme une gastro-entérite.

Le 4 juin, frisson hier de midi à deux heures, auquel succéda de la chaleur; retour des frissons ce matin, au moment de la visite; pouls petit, à 100; extrémités froides, douleur des membres, langue naturelle, dévoiement.

(Riz gommé, sirop de coings, potion gommée avec eau de laurier-cerise, 2 gros; sirop diacodé, demi-once; deux demi-lavemens amylacés avec 11 gouttes laudanum et 12 gr. sulfate de quinine, en six pilules.)

Le frisson disparut dès le lendemain, le dévoiement quatre jours après; mais la fièvre restait toujours continue, et la malade commençait à s'inquiéter beaucoup, et à vomir assez fréquemment. On commença alors à diminuer le sulfate de quinine.

Le 16, sommeil, face assez calme, langue naturelle, vomissemens, point de dévoiement, peau chaude, pouls à 100.

A partir de ce jour, l'amélioration continue; la malade offre seulement des sueurs très-abondantes; mais, le 24 juin, nous la trouvâmes dans l'état suivant : Face abattue, soif, retour des vomissemens et du dévoiement.

Son état empire.

Le 26, somnolence continuelle, réponses peu nettes, rêvasseries, langue sèche, soif; dévoiement involontaire, pouls à 108, très-faible. (Deux vésicatoires aux jambes, deux quarts lavement avec un scrupule d'extrait de quinquina dans chaque; riz gommé, sirop de coings, décoction blanche.)

Cet état persiste le 27 et le 28. Le 29, il s'y joint quelques mouvemens convulsifs; la face paraît hébêtée, point de dévoiement, pouls à 104.

Même état à peu près le 30; elle meurt dans la journée.

Autopsie *le 2 juillet, 36 heures après la mort*. Température du jour 26°. — Muqueuse gastrique gris-ardoise dans toute son étendue, légèrement ramollie dans le grand cul-de-sac.

Muqueuse du jéjunum et de l'ilion saine dans toute son étendue.

Muqueuse du gros intestin, rougeur et arborisation, de deux pouces de long environ.

Foie sain, emphysémateux. La vésicule biliaire contient des calculs.

Rate, triple de son volume ordinaire; sa membrane fibreuse est saine, mais son tissu propre est séparé en deux par l'interposition d'une matière jaunâtre assez dense, étalée en une plaque d'un pouce de long sur un demi de hauteur, facile à se déchirer, et s'en allant par le lavage.

Méninges peu injectées; ventricules contenant trois onces de sérosité environ; substance cérébrale peu injectée.

Poumon sain; cœur avec légère hypertrophie et dilatation du ventricule gauche; ossification de l'orifice auriculo-ventriculaire, végétations développées sur les valvules aortiques, semblables aux végétations syphilitiques externes, mais plus pâles et plus molles; on ne pouvait croire que ce fût de la fibrine coagulée; car, en les arrachant, il restait les traces d'une déchirure manifeste.

Nous citons cette affection, 1° à cause des affections de la rate. Il ne fut pas bien décidé si la matière trouvée dans la rate était cancéreuse ou tuberculeuse. M. le d^r *Rayer*, présent à l'autopsie, resta lui-même indécis. La coïncidence de cette altération avec le type intermittent qu'offrit pendant quelque temps la maladie, est une chose digne d'être notée;

2° A cause des végétations des valvules aortiques, qui étaient semblables à celles dont on trouve des exemples dans les ouvrages de *Morgagni*, *Bouillaud* et autres.

Affections de l'utérus, de l'ovaire et du vagin.

Sur quarante-deux femmes dont l'utérus a pu être examiné après la mort, cet organe a présenté dix-huit fois des altérations morbides, soit dans son corps, soit dans ses annexes.

Généralement après 48 ans, l'utérus était d'un volume moindre, et, dans deux cas, il nous sembla comme atrophié, réduit à l'état où on l'observe chez les petites filles de 8 à 10 ans.

Dans aucun nous n'avons observé qu'il eût des dimensions extraordinaires.

Dans deux cas, le col étant très-allongé, la cavité utérine se trouvait partagée en deux cavités de grandeur à peu près égale. L'une d'elles était creusée dans l'épaisseur du col, de sorte que l'utérus, dans son ensemble, présentait la forme d'un 8.

Dans cinq cas, adhérence avec le péritoine.

Dans cinq cas, il existait, soit au col, soit sur la membrane externe, des colorations notables.

Dans un cas où la coloration était fortement violacée, la malade succombait à une affection du cœur. Toutes celles qui présentèrent cette altération, avaient eu, pendant leur vie, des flueurs blanches.

Dans un cas, nous trouvâmes (page 96) une véritable matière tuberculeuse.

Dans trois cas, de la matière gélatineuse, ainsi qu'on en observe dans le dépôt des urines de malades atteints de catarrhe chronique de la vessie.

Dans cinq cas, nous trouvâmes dans l'épaisseur du tissu utérin, des productions morbides.

Une fois un polype.

Une fois de petits kystes mélicériques.

Trois fois de vrais corps fibreux.

Deux de ces derniers étaient affectés de cancer de l'estomac, et un de cancer ovarique.

Les ovaires ont été trouvés cinq fois malades; deux fois ils ne contenaient que de petits kystes; mais trois fois c'étaient des corps fibreux à tous les degrés de cancer. L'une de ces masses pesait plus de 20 livres. Dans ces trois cas, les altérations ont été considérées comme cause de la mort.

Dans deux cas de corps fibreux développés dans l'ovaire, la matrice ne participait point à la maladie, mais elle était comprimée, effacée et presque atrophiée, de sorte qu'il fallait quelque recherche pour retrouver son corps.

Un seul cas de cancer de l'utérus a pu être suivi d'examen cadavérique. Les malades qui nous entraient avec cette affection, étaient dès les jours suivans renvoyés à la Salpêtrière.

Dans les cas où les affections de l'utérus n'ont pas été mortelles, elles m'ont semblé toujours indépendantes de l'affection principale jugée cause de la mort.

Dans un cas, nous trouvâmes dans le vagin des ulcérations cicatrisées, qui donnaient à cette surface muqueuse l'aspect d'un visage marqué par la variole. La malade succombait à une péritonite. Nous avons regretté de n'avoir pas constaté pendant la vie si elle avait eu quelque affection vénérienne.

Sur 333 femmes admises dans l'hôpital, 200 avaient des flueurs blanches véritables, habituelles et à des degrés variables.

Chez 146, la menstruation était irrégulière.

J'ai regret d'avoir négligé d'établir des tables de l'apparition et de la cessation des règles chez les malades qui se sont offertes à notre observation, non pas que j'attache à ces relevés une importance extrême : je sais qu'on peut bien s'en passer, et qu'il existe une appréciation vague, acquise par l'expérience journalière, qui en tient aisément lieu ; mais l'exactitude portée dans des détails faciles à constater, donnerait à nos livres un air de certitude qui leur manque, et aiderait beaucoup pour éclaircir d'autres points plus obscurs.

Affections guéries.

Métrites aiguës	2
Métro-péritonites	5
Métrorrhagies	2
Ulcération du col	1
Cancer de l'utérus	6
Névroses utérines	2
Blennorrhagies	6
Chute de la membrane vaginale	1

Ire OBSERVATION.

Métrite aiguë.

Varinot, 33 ans, cuisinière, entrée le 13 janvier; constitution robuste, caractère irritable. Cette femme, bien réglée habituellement, éprouva une suppression lors de sa dernière menstruation, il y a six semaines environ, par suite d'une violente colère. Depuis cette époque, elle se sent mal à son aise; elle éprouve surtout des douleurs dans l'hypogastre; néanmoins elle continue à travailler comme d'ordinaire, lutte contre les douleurs, et ne prend aucune précaution. Il y a quinze jours, c'est-à-dire, un mois après les accidens, se trouvant trop souffrante, elle se résigna à une application de 30 sangsues à l'hypogastre; elle n'en retira aucun soulagement. Nouvelle application d'un même nombre à la partie interne des cuisses; pas plus de succès. Nouvelle application de 15 sangsues autour des mollets; la douleur augmente; elle est obligée de s'aliter, et, le surlendemain, se décide à entrer à l'hôpital.

Le 14 janvier, douleurs désagréables dans l'hypogastre, augmentées par la pression et la marche, tiraillemens dans les lombes et les aînes, sensation d'une tumeur dure et globuleuse dans l'hypogastre, semblable à celle que donne la matrice revenue sur elle-même après l'accouchement; même sensation par le rectum, aucun écoulement par le vagin, col de l'utérus mou, sans douleur et sans chaleur; constipation, pouls et autres fonctions à l'état normal. (Saignée du bras, cataplasmes émolliens, bains de siége, orge, chiendent miellé.)

Dès le lendemain, il y eut un soulagement notable. (*Même prescription*, 20 sangsues sur l'hypogastre.)

L'amélioration augmenta de jour en jour, et, dès le 27 février, la malade, très-indocile, voulut sortir; elle ne souffrait plus, et l'utérus était revenu à son état naturel.

Quelquefois, au lieu d'occuper le corps de l'utérus, l'inflammation est bornée au col de cet organe.

IIe OBSERVATION.

Verrie, 25 ans, domestique, entrée le 16 février : il y a quinze jours qu'elle fit une fausse-couche, au deuxième mois de sa grossesse, en faisant effort pour soulever son lit. Elle ne garda le repos que trois ou quatre jours, et reprit ensuite ses travaux; mais, dès le premier jour de ses relevailles, elle a éprouvé, principalement dans le bas-ventre, des douleurs qui ont toujours été en augmentant.

Le 17 février, douleur dans les lombes, pression hypogastrique douloureuse, col de l'utérus dur, tuméfié, douloureux; écoulement blanc considérable, pouls et autres fonctions à l'état normal. (Orge, chiendent tartarisé, saignée du bras, cataplasmes, bains de siége.)

Les symptômes, à partir de ce moment, diminuèrent; la malade voulut sortir le 24 février; mais, dès le lendemain, les douleurs reparurent. Elle rentra le 4 mars. Une nouvelle saignée, le repos et la diète, amenèrent du soulagement, et elle sortit guérie sans retour le 24 mars.

J'ai cité ces deux observations, qui sont des métrites véritables, pour montrer leur différence d'avec les affections rangées dans le VIe groupe de la première partie, sous le titre de *Symptômes gastriques avec état fébrile et complication d'aménorrhée.*

Quant aux autres affections de l'utérus, elles n'ont donné lieu à aucune remarque importante. Je citerai pourtant les deux cas de névroses utérines; car, bien que cette affection soit signalée par les pathologistes, elle est rarement précisée et appuyée d'observations.

Ire OBSERVATION.

Boutier, 27 ans, domestique, entrée le 24 avril; constitution bonne, malade depuis quatre mois; au début, suppression des règles, symptômes de métro-péritonite. Elle a été déjà traitée et guérie par M. *Rullier*; les symptômes, très-aigus, disparurent; mais il leur succèda un état douloureux du ventre assez désagréable.

Les douleurs, depuis la sortie de la malade, ont toujours persisté; elles viennent à l'improviste, sans cause saisissable, à des heures indéterminées, et sont assez vives pour troubler le sommeil et empêcher le travail. La malade est obligée de se courber en deux, en se pressant le ventre; col de l'utérus à l'état normal, aucun écoulement, règles régulières, mais moins abondantes que de coutume; symptômes hystériques de temps en temps, agitation, gros ventre. (Vingt sangsues à la vulve, chiendent, tilleul, eau gazeuse, potion gommée avec eau de laurier-cerise, 2 gros, et sirop diacode, une demi-once.)

Cette femme est restée six semaines sous nos yeux, toujours à peu près dans le même état; elle est sortie soulagée, mais non guérie, le 2 juin. Les jours des paroxysmes étaient plus éloignés; lorsque la douleur avait été très-vive, la malade présentait le soir un léger accès de fièvre.

IIe OBSERVATION.

Nicaise, couturière, 24 ans, entrée le 22 avril.

Le 23 avril, douleurs très-vives dans la région utérine, intermittentes, et portées au point de provoquer quelquefois des vomissemens; facies amaigri, col de l'utérus dans l'état normal, aucun écoulement; toutes les fonctions sont à l'état normal; quelquefois le soir, mais point régulièrement, il y a un léger état fébrile. Le coït n'est point douloureux.

Cette femme, d'une bonne constitution, est ainsi malade depuis quatre ans. La douleur va et vient sans aucune circonstance appréciable; elle apparut pour la première fois à la suite d'une couche. La menstruation est irrégulière.

(Chiendent, tilleul aromatisé, lavemens émolliens, cataplasmes, bains.)

Après trois jours passés à l'hôpital, elle a voulu en sortir, étant dans le même état qu'elle y était entrée.

Cinq péritonites. — Trois morts.

Dix-sept fois de la sérosité en quantité assez notable a été trouvée dans l'abdomen.

Sur cinq péritonites bien confirmées, trois, malgré un traitement bien énergique par les saignées et les sangsues, ont été suivies de mort, et l'autopsie nous a révélé toutes les altérations qui se trouvent en pareil cas.

Sur les vingt-trois cas de phthisie, six ont offert des tubercules du péritoine. Chez l'un d'eux, une perforation de l'intestin, du dehors en dedans, fut produite par les intestins.

Enfin, dans un cas, nous avons trouvé une adhérence complète et très-ancienne de toute la masse des intestins grèles avec la paroi abdominale. La malade avait, pendant la vie, un gros ventre; mais elle ne présentait aucun autre symptôme. Il n'y a pas long-temps qu'on niait des guérisons pareilles de la péritonite.

Rhumatismes.

Pour trancher la question si contestable du rhumatisme, sur laquelle je ne puis rien dire de neuf ni de bon, je déclare que j'ai rangé sous ce titre, des affections qui m'ont semblé avoir leur siége, tantôt dans les muscles, tantôt dans les articulations, et, pour préciser davantage, que le tissu fibreux, qui est commun à ces deux parties, me semble le tissu principalement affecté;

c'est pourquoi j'ai rangé ces cas parmi ceux qu'il nous avait été possible de dénommer par leur siége.

Il y en eut cinquante-trois, dont trois morts.

Trente-cinq hommes, dix-huit femmes.

Le plus vieux des malades ne dépassait pas 40 ans.

Dans presque tous les cas, nous avons trouvé, dans les professions des malades, une cause suffisante du développement de la maladie.

Ces différens cas ont pu être ainsi répartis :

Vingt et un rhumatismes articulaires, multiples, ambulans ou généraux, c'est-à-dire, qui occupent plusieurs articulations simultanément, ou passent de l'une à l'autre, et déterminent toujours une réaction fébrile.

Chez tous, le rhumatisme fut compliqué de symptômes gastriques.

Chez dix, il y eut quelquefois dès le début, et surtout vers le déclin de la maladie, des sueurs abondantes.

Lorsque le rhumatisme était ambulant, nous n'avons pu constater s'il suivait quelque loi dans l'invasion successive des articulations; par son irrégularité il échappe aux rapprochemens.

Chez tous, quelle que fût leur constitution, M. *Rullier* eut largement recours à la saignée. Chez six, on la répéta trois et quatre fois. Le sang, après la dernière saignée, était aussi couenneux qu'après la première.

Ces six malades sont restés à l'hôpital 99 jours ; moyenne, 16 jours un tiers.

Cinq ont été saignés deux fois, 65 jours; moyenne, 13 jours un cinquième.

Dix saignées, une fois.

Les saignées étaient employées en raison de l'intensité du mal et de sa persistance. Généralement elles ont été suivies d'un prompt soulagement, et les guérisons ont été rapides. J'ai précisé la durée des malades à l'hôpital, afin de rendre possible la comparaison des résultats obtenus par les évacuations sanguines exclusives, avec ceux que pourrait obtenir un praticien qui suivrait une autre méthode, tartre stibié ou expectation (1).

Les boissons ordinaires étaient l'infusion de bourrache, coquelicot, miellés; ou chicorée, bourrache oxymélée; on y joignait des cataplasmes arrosés de baume tranquille, des lavemens émolliens et des potions diacodées.

Aussitôt que l'appareil fébrile était un peu tombé, et que le malade pouvait être remué, on le portait au bain de vapeur humide, ou on le plaçait dans les boîtes de fumigations aromatiques. Cette médication achevait merveilleusement les guérisons commencées par les saignées.

Vingt-trois rhumatismes articulaires, partiels, c'est-à-dire, occupant une ou deux articulations, sans déterminer aucune réaction fébrile.

Généralement, lorsque ce rhumatisme se fixait sur une seule articulation, il était d'une plus longue durée.

Aucune affection n'est peut-être, à Paris, plus fréquente que celle-ci. Indépendamment des salles Saint-Jean et Saint-Joseph, M. *Rullier* est chargé, à l'hôpital de la Charité, de la consultation externe. On peut dire que les rhumatismes, quelques affections cutanées et les maladies vénériennes, sont presque les seules maladies pour lesquelles on vient y réclamer ses conseils. Sans exagération, pendant l'année 1831, plus de trois ou quatre mille rhumatisés nous ont ainsi passé sous les yeux, et, sur cette immense échelle, les bons effets des bains de vapeur ont pu être constatés d'une manière invincible.

Vingt-sept rhumatismes musculaires, chez ces malades

---

(1) Cette question est décidée pour M. *Rullier*; il a renoncé à l'expectation, qui ne donne que des guérisons lentes, et au tartre stibié, à cause des inconvéniens graves qui peuvent résulter de son emploi.

comme chez les précédens, les antiphlogistiques étaient aussi employés. On eut recours, chez quelques-uns, à l'emploi de vésicatoires sur les muscles malades.

Chez le plus grand nombre, le rhumatisme avait son siége dans les muscles des membres.

Deux fois seulement nous l'avons observé dans les muscles du cou; il constituait alors le torticolis.

Dix fois dans les muscles du thorax, pleurodynies.

Six fois dans les muscles de la paroi abdominale.

Cinq fois dans les muscles des lombes (lumbago).

Quatre fois dans les muscles fessiers. Dans ces derniers cas, il peut simuler une névralgie sciatique.

Le voisinage des organes contenus dans les cavités thoraciques et abdominales peut rendre le diagnostic des rhumatismes musculaires des parois de ces cavités fort difficile, comme dans les deux cas suivans :

Ire OBSERVATION.

Pleurodynie grave.

Manon, domestique, 25 ans; constitution robuste, éprouva tous les accidens d'une indigestion, après un repas qui n'avait pas été plus abondant que de coutume, et entra le lendemain, 15 janvier, à l'hôpital. Céphalalgie, courbature, face rouge, abdomen douloureux dans toute son étendue, langue naturelle, quelques vomissemens, constipation, chaleur de la peau, pouls à 88, respiration pure, dernières règles il y a huit jours plus abondantes que de coutume. (Boissons émollientes, 15 sangsues à l'épigastre.)

Après avoir ainsi présenté, pendant quatre ou cinq jours les symptômes gastriques avec état fébrile, le 20 janvier elle fut prise tout d'un coup d'une vive douleur de tout le côté droit (régions ilio-cœcale, hépatique et costale droite); la moindre pression exaspérait la douleur; face grippée, plaintes, abdomen tendu, contracté; langue humide, blanchâtre; constipation; respiration fréquente, gênée; pouls petit, serré, à 150; peau sans chaleur.

Prescription : 40 sangsues *locis dolentibus*, fomentations sur le ventre, trois demi-lavemens, orge, chiendent miellé, potion gommée diacodée.

J'avoue qu'il était fort difficile de déterminer si nous avions affaire à un rhumatisme des muscles, des parois latérales de l'abdomen et du thorax, ou à une péritonite, une hépatite, ou même une pleurésie.

La malade resta ainsi près de huit jours, et elle nous sembla en grand danger. Deux saignées générales furent pratiquées; 120 sangsues appliquées en trois fois.

Le 21 janvier, avec la même douleur et les symptômes, la malade respirait 72 fois par minute, et son pouls montait à 160; l'anxiété était extrême.

Le 23, deux vésicatoires volans furent appliqués sur les points douloureux. L'amélioration commence à se manifester par une sueur assez abondante.

Le 28, les symptômes reprirent une nouvelle intensité; mais cette fois la douleur était du côté gauche. Cette mobilité jeta quelque lumière sur la nature du mal. Un vésicatoire fut appliqué.

La douleur passa à droite. Nouveau vésicatoire. Il fallut encore appliquer cinq autres vésicatoires avant qu'on pût faire disparaître la douleur et calmer la réaction générale qu'elle déterminait; on aidait leur action avec l'opium muqueux, la poudre de Dover, à la dose de 16 à 20 grains; l'acétate d'ammoniaque.

Le 12 février, c'est-à-dire, près de trois semaines après l'invasion du rhumatisme, la face était encore grippée, le pouls à 104, la respiration à 44; la douleur n'existait plus, mais il y avait des sueurs abondantes. Ce jour-là, la malade fut prise de frissons, qui se répétèrent le lendemain, et, deux jours après, il se manifesta une éruption pustuleuse qui acheva de se développer, et nous montra enfin une variole bien caractérisée.

La variole suivit sa marche habituelle, et, on peut le dire, compléta la guérison. La malade sortit le 28 mars.

Cette observation n'est point seulement remarquable par l'intensité de la pleurodynie, mais encore par la succession singulière des accidens.

Chez une autre femme, nous avons vu une pleurodynie bien distincte d'abord, et sans gravité, s'étendre à la plèvre de dehors en dedans, et déterminer une pleurésie.

Chez un homme, aux accidens d'un rhumatisme général succéda un ictère très-prononcé, sans aucune autre cause appréciable.

IIe OBSERVATION.

Affection rhumatismale du cœur ou du péricarde.

Joyau, 36 ans, peintre en bâtimens, entré le 23 février, douleur et tuméfaction du genou depuis quinze jours. (Boissons, chiendent, coquelicot miellé; bains de vapeur.) Le 27 février, au sortir du bain, il est pris d'une grande anxiété à la région précordiale; le soir, fièvre, sueurs abondantes.

Le 28, face colorée, anxiété précordiale, mouvemens tumultueux du cœur, point de toux ni de crachats, respiration courte, mais pure; pouls régulier, développé, à 68; langue naturelle, aucune douleur dans le genou. (Vingt sangsues à la région précordiale, lavemens laudanisés, bains de pieds sinapisés, cataplasmes émolliens et arrosés de la teinture de digitale; potion gommée avec acétate d'ammoniaque 3 ij, et teinture éthérée de digitale, 22 gouttes.)

Le 28, M. *Rullier* croit entendre du bruit de soufflet; même état, *même prescription*.

Le 1er mars, amélioration notable, pouls à 44; gonflement du poignet. Les jours suivans, le rhumatisme remonta du poignet à l'épaule, puis il cessa complètement, et le malade sortit guéri le 15 mars.

J'aurais pu citer plusieurs autres cas de métastases pareilles du rhumatisme; il me paraît que la chose est bien claire et incontestable. Lorsque nous voyons le mal passer d'un muscle à un muscle, d'une articulation à une articulation, on ne fait aucune difficulté de dire que c'est la même cause qui agit. Le fait précité n'offre pas plus de mystère. Mais, est-ce le tissu musculaire du cœur ou le tissu fibreux du péricarde qui sont envahis? quelle modification éprouvent-ils? Voilà des choses qui ne peuvent être expliquées.

IIIe OBSERVATION.

Rhumatisme aigu suivi de mort. — Terminaison par suppuration incontestable.

Belleville, 52 ans, marchand d'instrumens, entré le 1er décembre; constitution nerveuse, détériorée. Il y a quinze jours qu'ayant été mis en faction, comme garde national, au sortir d'un corps-de-garde trop échauffé, il s'enrhuma; le rhume a été négligé, et s'est exaspéré. Le malade présente tous les symptômes d'un catarrhe pulmonaire aigu avec réaction fébrile. (Saignée du bras, boissons béchiques.)

La saignée a donné un sang légèrement couenneux. Il y a un peu d'amélioration.

Mais, dans la journée du 5, s'étant levé, et promené dans la salle, il a été pris d'une vive douleur au genou droit, avec gonflement et rougeur; il se plaint également de l'épaule droite et du coude. Face grippée, langue blanchâtre et rouge à la pointe, abdomen indolore, constipation, peau sans chaleur, râle muqueux, toux et crachats muqueux, pouls à 96. (Saignée du bras.)

Le 7, érysipèle de l'avant-bras, avec rougeur pâle, développé autour de la saignée; empâtement œdémateux, même état du reste; sang non couenneux. (Saignée du bras, bourrache miellée, potion antispasmodique.)

Le 8, empâtement dur et volumineux de tout l'avant-bras, avec quelques vésicules sous la peau; langue sèche, rouge; soif vive, constipation, abdomen indolore, point de toux ni de crachats, pouls à 100. Le soir, il eut un peu de délire, et mourut le lendemain matin à six heures.

Autopsie. — Poumons sains, bronches épaissies, violacées, pleines de mucosités; tous les organes abdominaux sont à l'état sain.

Le tissu cellulaire de l'avant-bras est le siége d'une infiltration œdémateuse, sans aucune trace de pus; l'aponévrose antibrachiale présente des vasculosités, et une coloration plus prononcée que de coutume; le tissu des muscles et le tissu cellulaire intermusculaire sont sains: mais celui qui environne l'articulation cubito-humérale est plus rouge, moins spongieux, et visiblement infiltré de pus. Il existe dans la cavité articulaire même, un épanchement purulent de près d'une once; la synoviale est vascularisée, les surfaces osseuses ternes et jaunâtres.

L'articulation du poignet et de l'épaule du même côté, et celle du genou droit, offrent aussi des épanchemens purulens.

Le système artériel et le système veineux, examinés partout, offrent leur aspect normal.

Jusqu'à quel point ce fait peut-il être opposé à M. *Louis*, qui n'a jamais vu de rhumatisme terminé par suppuration?

Dans seize autres cas, le rhumatisme s'est manifesté comme complications, entre autres une fois chez un phthisique, six jours avant sa mort.

Affections des nerfs.

Trois sciatiques, dont deux ont donné lieu à quelque hésitation dans le diagnostic, et présentaient d'abord quelque ressemblance avec le rhumatisme des muscles fessiers, carré de la cuisse et jumeaux.

Traitement, émissions sanguines locales, application réitérée de vésicatoires sur différens points du trajet des nerfs, bains de vapeur.

Deux névralgies faciales, dont l'une a été traitée suivant la méthode de M. *Lombard de Genève*, par le cyanure de potassium en lotions de 4 grains par once d'eau distillée. Le malade guérit une première fois; il voulut sortir trop tôt, le mal revint, et céda une seconde fois au même moyen.

Deux névralgies oculaires, ou *ophthalmies intermittentes*, *fièvre larvée*, rebelles au quinquina, et guéries par l'acétate de morphine. Ces observations ont été citées dans le n° 8 du *Répertoire médical*.

Une névralgie cutanée, fait assez curieux pour être conservé.

OBSERVATION.

Brulard, 37 ans, charpentier, entré le 28 juillet; constitution bonne, brune, traité il y a deux mois, à l'Hôtel-Dieu, pour une colique de peintre.

Sensibilité exquise de la partie interne des cuisses et du scrotum; il ne peut supporter le contact de son pantalon; l'approche de la main le fait sauter convulsivement. Cette douleur augmente par la chaleur du lit, empêche le sommeil; il ne peut marcher; les parties n'offrent ni rougeur ni chaleur; toutes les articulations sont mobiles, les autres fonctions en bon état; pouls à 84.

Cette sensibilité paraît être venue insensiblement, sans aucune cause appréciable.

Prescription : Bains de vapeur, fomentations émollientes, frictions avec le baume tranquille, orge, chiendent miellé.

Le 5 août, aucun soulagement; les frictions sont insupportables. A la visite du soir, ce malade me paraît très-agité; il n'obtient quelque répit qu'en se frappant la cuisse à coups de poing. Je pensai qu'une vive excitation pourrait produire le même effet, et j'ordonnai l'application d'un sinapisme sur le lieu souffrant. Deux heures après, le malade était beaucoup plus calme. Il me dit que la douleur avait été enlevée comme avec la main.

Le lendemain, après la levée des sinapismes, les douleurs ayant reparu, M. *Rullier* ordonna deux vésicatoires. Dès-lors, la guérison fut complète. Le malade ne ressentit plus aucune douleur.

Affections de la peau.

Sept varioles, dont deux suivies de mort.

Aucuns des sujets affectés de la variole n'avaient été vaccinés.

Tous furent traités par les boissons émollientes et l'expectation.

Des deux malades qui succombèrent, l'une nous présenta, pour cause de sa mort, une hépatisation du poumon: l'autre, des ulcérations intestinales.

Deux varicelles.

Huit fois l'érysipèle s'est offert comme affection principale, et, dans tous ces cas, il a cédé avec promptitude aux émissions sanguines et aux boissons émollientes.

Deux scarlatines.

Nombre d'autres éruptions, telles que prurigo, urticaire, eczème, ont été admis dans nos salles; mais leurs observations n'ayant donné lieu à aucun résultat, ne pourraient être rapportées ici que pour mémoire.

Affections du tissu cellulaire.

Neuf anasarques. — Un mort.

L'anasarque est toujours une lésion, mais quelquefois c'est une lésion symptomatique d'une autre lésion plus grave; quelquefois l'anasarque est idiopathique, c'est-à-dire, maladie du tissu cellulaire, et à la fois cause des accidens généraux.

Neuf fois l'anasarque s'est présenté comme idiopathique; dans ces cas, malgré l'exploration la plus attentive, nous n'avons pu découvrir aucune lésion des organes intérieurs.

Cependant, dans un cas suivi de mort, nous trouvâmes des ulcérations d'apparence syphilitique à l'orifice cardiaque de l'estomac et dans l'œsophage. Ce fait a été consigné dans le *Répertoire médical*, n° 6.

Cinq fois l'anasarque était compliqué d'ascites.

Dix-huit fois l'anasarque a existé comme symptôme d'une autre affection plus grave, principalement chez des sujets affectés de maladies du cœur, et trois fois chez des phthisiques.

Le traitement a consisté en boissons diurétiques, auxquelles M. *Rullier* ajoutait l'emploi de la potion suivante:

Eau de pariétaire.	℥ iv.
Alcohol digitale.	℈ j.
Esprit de nitre dulcifié. . . .	ʒ ß.
Sirop des cinq racines. . . .	℥ j.

Comme topiques externes, les frictions avec l'alcohol de scille et de digitale, et les vésicatoires placés au centre de l'infiltration séreuse, ont produit de bons effets.

De l'influence de l'infection syphilitique.

J'ai continué à poursuivre cette année, à l'hôpital de de la Charité, les recherches que j'avais commencées l'an dernier à l'hôpital des Vénériens, sur l'influence de l'infection syphilitique.

Voici quelques résultats qui m'ont semblés dignes d'intérêt :

Sur cinq cents hommes, trois cents soixante-cinq avaient été infectés de la maladie syphilitique.

Quatre-vingt-deux l'avaient été plusieurs fois.

Le nombre des blennorrhagies dépassait de beaucoup celui des chancres et des autres symptômes.

Je n'ai point poussé mes recherches chez les femmes, le scandale et l'inutilité de pareilles recherches m'en ont détourné. Les aveux, sur ce chapitre, coûtent beaucoup plus aux femmes.

Treize fois seulement, nous avons retrouvé des symptômes consécutifs *existant*, dont quatre fois des syphilides.

Ces éruptions nous arrivaient dans les premiers jours de leur apparition, principalement à cause d'une fièvre assez vive dont elles avaient été précédées.

Une fois surtout, nous avons eu occasion d'observer une éruption tuberculeuse très-considérable. Pendant les deux ou trois premiers jours, les tubercules étaient surmontés de véritables petites vésicules, qui se desséchèrent ensuite, et leur laissèrent l'aspect des tubercules ordinaires.

Deux fois des exostoses.

L'une d'elles, située sur la clavicule droite, produisait

dans le bras du même côté, des douleurs et un engourdissement dont la nature, faute d'exploration, paraissait avoir été méconnue par les premiers médecins qui virent le malade.

Deux fois des céphalées syphilitiques.

Deux fois des angines syphilitiques.

Deux fois des cachexies ou hypochondries syphilitiques, c'est-à-dire, que des malades qui ont été une ou plusieurs fois infectés de la vérole, tombent dans un état de malaise réel ou imaginaire, qui les fait se plaindre continuellement, et recourir à toutes sortes de traitemens; c'est une sorte de monomanie. La constitution de ces individus est ordinairement très-altérée, soit à cause de leur inquiétude, soit à cause des traitemens répétés.

Quatre de ces onze malades, affectés de symptômes consécutifs, avaient fait des traitemens mercuriels.

Après de nombreux interrogatoires faits avec le plus grand soin, nous avons renoncé de chercher si, parmi les malades infectés de la syphilis, et qui n'offraient pas de symptômes consécutifs, il s'en trouvait qui en eussent offert à d'autres époques de leur vie. A cause des détails incomplets que donnent les malades, cette appréciation est impossible.

Sur les trois cent soixante-cinq, soixante seulement m'ont paru avoir fait un traitement mercuriel, reconnaissable à leur récit.

Nous avons essayé de rapprocher les infections syphilitiques avec les différentes maladies avec lesquelles elles coïncidaient.

On conçoit que de ce rapprochement avec les maladies aiguës, telles qu'embarras gastrique, pneumonie, pleurésie, il ne pourra sortir aucun résultat utile. Aussi, pour abréger, les passons-nous sous silence.

Mais, sur cinquante-trois cas rangés parmi les affections du cœur, vingt-quatre malades avaient été infectés.

Sur quarante-huit phthisies, trente.

Sur neuf anasarques, trois, dont un offrait des ulcérations dans l'œsophage.

Sur dix affections cérébrales, sept, dont un fut, comme nous l'avons dit, soumis au traitement spécial par M. *Rullier*.

Enfin, chez les sujets qui ont succombé, et qui avaient été antérieurement infectés, nous avons profité de l'occasion pour constater l'état de l'urètre chez ceux surtout qui avaient eu des blennorrhagies. Sur trente et un morts, neuf avaient eu des blennorrhagies. Chez trois seulement, nous trouvâmes des altérations; une fois une bride immédiatement dessous le méat urinaire, semblable aux brides résultant de la cicatrice des brûlures; une fois une autre derrière le bulbe; enfin, une fois une altération considérée comme tuberculeuse. Ces pièces ont été examinées et vérifiées par M. *Amussat*, qui a une grande habitude des maladies de l'urètre.

J'ajouterai enfin, que, de vingt-sept malades qui m'ont dit avoir fait un traitement par les *injections*, aucun n'avait eu ni rétrécissement ni aucune gêne dans l'émission des urines.

CONCLUSIONS.

1° J'ai fini ce résumé; je réclame l'indulgence que mérite un travail de patience et de bon exemple; sans doute qu'il n'éclaire aucune question, et ne fait faire aucun pas à la science. Mais, qu'on imagine plusieurs relevés faits en ce sens, et qui puissent être additionnés ensemble, leur somme totale méritera plus de considération. Si de pareils ouvrages étaient goûtés, on pourrait encore y porter plus de soin et d'exactitude. En place de ces descriptions générales de maladies, de ces mémoires érudits que les Académies de médecine couronnent chaque année, et qui ne sont souvent que des livres faits avec d'autres livres, quelque société savante pourrait bien proposer, pour objet de ses travaux et de ses récompenses, des statistiques de maladies, levées d'après des formules d'observations qu'elle même aurait imposées.

2° Il fallait reproduire, dans mon travail, l'indécision qui règne dans une clinique où près d'un bon tiers des malades sont guéris sans qu'on ait pu préciser d'une façon certaine le siége et la nature des lésions. Pour ces cas, nous avons cru qu'il était plus philosophique de les dénommer par des désignations symptomatiques. Sans nous embarrasser si une pareille méthode pourrait être adoptée à la rédaction d'une nosographie générale, il nous a suffi qu'elle convînt à l'exposition de tous nos faits, et qu'elle donnât une idée exacte de la clinique.

3° Même parmi les affections suivies de mort, nous avons vu qu'il en était dont le siége ni la nature ne pouvaient être déterminés après l'autopsie.

4° Le nombre des affections dont on peut circonscrire ou même préciser le siége, est beaucoup plus considérable que celles dont on peut déterminer la nature. Ce dernier côté est le côté le plus faible de la science, c'est pourquoi nous n'en disons aucun mot, et nous passons devant en baissant la tête.

5° Quant aux affections localisées, nous ne disons pas que parmi elles il n'en est point qui ne l'aient été à faux, et que nous n'ayons pas commis quelques erreurs de diagnostic : qui pourrait se donner un tel éloge ? Mais nous disons que nous avons pu préciser le siége, avec assez de certitude, de près des deux tiers des affections qui se sont offertes à nous.

6° Parmi ces affections, il y en eut peu qui méritèrent le titre d'*exquises*, c'est-à-dire, qui fussent à siéges uniques; la plupart étaient des composés, double, triple, quadruple, etc., de lésions ou de souffrances de différens organes.

Dans le système des classifications modernes, la lésion dominante impose son nom à la maladie, tandis que les autres sont considérées comme des sympathies, des satellites. La loi de concomitance de ces sympathies ne pourrait-elle pas être relevée sur une longue série d'observations formulées en tables ?

7° Les maladies localisées, aux différentes époques de leur durée, n'ont pas toujours présenté le même siége, et plusieurs, par métastase ou simple succession, auraient pu être rangées dans une série particulière, sous le titre de maladies à siéges successifs. Une patiente et longue observation ne pourrait-elle pas chercher les lois de ces successions.

8° En rapprochant les cas suivis de mort, on en trouve à peine cinq ou six dont la terminaison funeste puisse être reprochée à la science; presque tous les autres présentaient, à leur entrée, des désorganisations trop avancées pour qu'on pût espérer de s'en rendre maître, et d'en corriger le désordre.

Soixante-treize morts sur huit cent cinquante malades admis dans nos salles, n'offrent pas une proportion de mortalité trop effrayante.

9° Quant aux moyens de traitement, leur application dépend du soin et de la bonne volonté d'un si grand nombre de personnes (élèves, sœurs, infirmières), qu'il faut être fort attentif, lorsqu'on veut en apprécier et constater les effets, crainte de rapporter quelque phénomène à un médicament dont l'administration aurait été omise.

M. *Rullier*, comme je l'ai dit, doit être rangé parmi les médecins mixtes et ecclectiques, c'est-à-dire, qui font usage de toutes les méthodes, principalement de l'antiphlogistique, mais sans insister sur l'emploi d'aucune systématiquement. A cause des boissons composées et variées qu'il prescrit pour un seul malade (chiendent, tilleul tartarisé, bourrache, coquelicot miellé), je l'ai souvent entendu accuser d'être polypharmaque. Je profite de cette occasion pour faire observer qu'il ne prescrit tant de boissons, que pour laisser au malade le choix de quelques-unes qui lui plaisent, et non point comptant sur leur action médicale; mais, si le reproche de polypharmacie est dû à ceux qui prodiguent les substances actives, on a vu que M. *Rullier* ne le méritait pas.

En résumé : l'acétate d'ammoniaque et l'eau de laurier-cerise, employés sur une grande échelle, n'ont produit aucun effet appréciable. L'action thérapeutique, médicatrice de la digitale a été plus sensible. Le kino a réussi contre quelques diarrhées. Le kermès, après de nombreux essais, nous a paru une substance inerte. Le sulfate de quinine et l'opium, sous différentes formes, ont toujours rempli notre attente. Nous avons eu a nous louer de l'ipécacuanha associé à l'opium à des doses très-refractées. Le quinquina, dans les fièvres typhoïdes, n'a pu être accusé. Enfin, nous ne nous sommes jamais repentis d'avoir pratiqué une saignée, et les vésicatoires ont été justifiés de ces reproches de réaction qui leur ont été, dans ces derniers temps, injustement intentés.

Nous pouvons dire, en terminant, que nous n'avons sur le cœur la mort d'aucun malade; que quelques-uns ont été guéris par nous, et que presque tous ont été soulagés.

FIN.

www.ingramcontent.com/pod-product-compliance
Ingram Content Group UK Ltd.
Pitfield, Milton Keynes, MK11 3LW, UK
UKHW031907260826
14628UKWH00003B/1044